摂食障害を乗り越え管理栄養士に

自分のことを好きになるダイエット

管理栄養士
平野 ふみ

はじめに

栄養で全て上手くいく

摂食障害を十五年余り経験してきた私が改善・克服してサポート側になった今、みなさんに伝えられることを、この本に込めました。体調不調が続いて生きづらい、ダイエットを一度でも考えたことがある、ダイエットを経験をしたことのある方、そして、この本が何となく気になった方、そんな全てのみなさんに読んでいただけたら幸いです。

みなさん、はじめまして。この本を手にとってくださってありがとうございます。

「なんで、こんなにも食べ物、体重、容姿のことが頭から離れないの?」
「幸せでいたいだけなのに、どうして辛くて苦しいままなのだろう」
「こんな人生ならいらない　逃げだしたい」

ただただ、良かれと思ってやってきただけなのに上手くいかない、こんな気持ちに覆われてしまったことはありませんか？　実は昔の私がそうでした。

私は十五歳から二十九歳頃までの十五年余り、ダイエット依存からの摂食障害を経験しました。突然に太ってしまって焦り、そして周りの目が気になって安易にダイエットを開始。そして、いつのまにか、いつも何かに囚われている状態で心身はヘトヘト…もう疲れ果てていきました。でも、こころのどこかで「健康的に綺麗でいたい」という気持ちも残っていたようにも思います。栄養は「カロリー」だけではなく、そして「敵」でもなく、**こころとカラダの味方**にできること。私は20kgほど健康的に痩せ、二十年以上たった今も無理なくキープできています。好きな食べ物を食べ、ライフスタイルも人生ですからアップダウンがあったとしても充実できています。そんな私だからこそ今までの経験、ダイエットのこと、摂食障害のことからも**こころとカラダに栄養が満たされることの大切さ**、このことを**等身大の自分を通して、みなさんにお伝えできたらと思っています**。

私たちのこころとカラダは食べ物と感情でできている

人は食べ物を食べて、それをエネルギー源にして行動をしています。そして、こころの感情とカラダの機能は「栄養」で作られています。私は管理栄養士で栄養指導にも携わってきましたが、現代社会では「バランスの良い食事が大事」という大きなスローガンがひとり歩きしてしまって「よくわからない」逆に「わかるけど、できない」そして「続かない」「面倒」に繋がりやすいようにも思います。だから、すぐに結果がでそうなタイトルや目立つ情報からの方法をとってしまい、その結果、栄養の偏りなどから本当に必要な栄養も不足していき、体調不調だけではなく不安やストレスも必要以上に感じとってしまう。そしてさらに、こころとカラダの辛さ、苦しさに繋がってしまう…そんな方が年々、増えてきているように感じます。**本当のダイエットとは、こころもカラダも健全な状態であること。**それには食べ物だけではなく、取り巻く環境も影響していきます。

「食べ物は敵ではなく味方」

粗末にしたり、乱暴に扱わないであげたら食べ物は味方になっていってくれます。今、あなたは食べ物にレッテルを貼ってしまったり、何かの「はけ口」になっていることはありませんか？ 食べ物のことを難しく考えてしまうと「敵」になりやすくなってしまう。そして、食べ物を扱いにくいと「嫌」になってしまい、都合の良い時だけ「美味しい」になっていたとしたら寂しいですよね。栄養は決して難しくはありません。たくさんの多方面からの情報が、そのようなイメージをあたえてしまっているだけのようにも感じます。この本は、そんなみなさんの不安や疑問を安心感に繋げていきながら**食べ物（栄養）は敵ではなく味方**になっていけること！ そしてそのために、こころとカラダのメカニズムとその「コツ」を知ることで、あなたにとっての何かのヒントになっていただけたら、ひとりのダイエット依存・摂食障害の改善・克服経験者としても、そして「生きづらさ」や「食」で辛さを抱えている方々に寄り添っていきたいとサポート側になった者としてもこころから嬉しく思います。

平野 ふみ

人の人生は人のもの　自分の人生は自分のもの

だから　誰かと比べたって　しょうがないじゃん！

でも今　辛さから抜けだしたいのなら

その気持ちに素直になることは　自分を大切にできること

そこから**「自分の魅力を引きだすことは「痩せる」**ことだけではない」を伝えたい

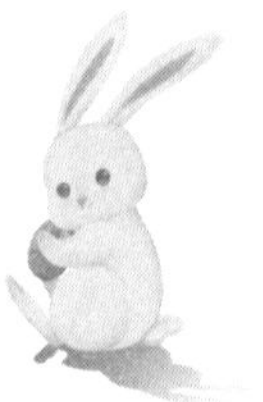

CONTENTS

CONTENTS

CONTENTS

CONTENTS

CONTENTS

第1章

きっかけは、ひとりひとり違う

四人家族の末っ子長女で生まれた私

小学校1年の時に両親が離婚。父と兄と三人の父子家庭に

このような見出しだとネガティブなイメージを持たれやすいかもですが、両親の離婚は大人の事情があってのことだったと思いますし私は父に、とても愛されて育てられたと思います。隣近所の方々も優しく、二歳上の兄ともよく喧嘩はしましたが喧嘩するほど仲が良かったのかと（笑）母がいないことで家庭でも寂しい思いや、辛い思いをしなかったと言えば嘘にはなりますが、自分の置かれた環境の中で私たち三人は頑張って日常生活を送っていたと思います。

ただ、母がいなくなった頃から私は「おもらし」を学校でも、よくするようになりました。知らず知らずに気づかない「内面」の部分が表面化していたのかもしれませんね。そして小学校2年生では「忘れ物」1位、2位を争い（笑）3年生の頃からは成績の悪さも目立ち、その頃から男家族だったのもあったのか身なりが行き届かずに不衛生な時もあって、それらも重なってかな？

クラスメートから、からかわれることも増えていきました。指しゃぶりも4年生くらいまでしていたと思います。父にはよく、おしゃぶりをする親指にワサビを塗られていました（笑）。私は本気で指しゃぶりをしないで眠れる人を「天才」だと思っていた小学生時代でしたね。でも、父と兄のおかげで、それが当たり前の日常だと「外面」では、対して気にもせずに明るく元気に過ごしていたように思います。

今、振り返ると、もちろん全てではないとは思いますが、生い立ちからの環境や状況は良いも悪いも、そして大きいも小さいも心身に影響はしていくものなのだと小学校時代の自分を思い返しても感じています。

中学1年生の終わりに父が急死

あの日は突然にやってきました。3月下旬でした。あの時の私の思考は今も、ほぼフリーズしてしまっています。唯一、覚えていることは父が亡くなって自宅で対面した時、父の足が裸足で冷たそうだったから触ってみたら本当に冷たくて。気がついたら側にあった父の着慣れていたジャンパーを足にかけていたことです。この時は、私よりも兄の方がよほど辛かったと思います。十五歳の兄は大人の人たちの中で、ただただ私に寄り添って守っていてくれたように思います。

生活環境が一変して、気がついたら増えていく体重

父が亡くなり、しばらくは親戚の方々にお世話になりながら私と兄は過ごしていました。この頃から「迷惑をかけてはいけない。嫌われてはいけない。」この気持ちが強くなっていったと思います。

ある時、実の母親がいるのなら、という話合いがされその結果、兄は元々、住んでいたアパートでそのまま十五歳でひとり暮らし、十三歳の私は当時すでに再婚していた母と一緒に暮らすことになりました。あの時の私の気持ちは正直、複雑というか半々でした。亡くなった父と、そして兄に申し訳ないと思う気持ちと、それとは裏腹に母と過ごせることの憧れのようなものもありました。そしてこれ以上は良くしてくださった親戚の方々に迷惑をかけられないと子供心にもあったと思います。まだ未成年の兄と私には自分たちだけで何かを決めるということは未熟ゆえに

できませんでした。これは後々の話なのですが兄と私の間ではこの時のこと、それぞれ何も語ったことはなかったのですが兄の奥様（義姉）には兄は「あの時、ふー（私）には本当に可哀想な思いをさせてしまった。」と話ていたそうです。その兄の思いだけで現在の私は笑顔でいられているようにも感じています。

話は戻りますが、母と再婚相手の方も私のことを受け入れてくれる努力は本当にしてくれていたとは思います。母は毎朝、朝食を作ってくれて、母親の料理の記憶が少なかった私にとっては全てが贅沢な食環境でした。でも私はいつもどこか、こころに「ぽっかり」と穴が空いてしまったような空虚感がありました。父が亡くなったこと、兄と別々に暮らしている寂しさ、母夫婦間の会話や、その間には自分は入りづらい孤独感。それがもう日常になっていきました。そして家にいる時は、ひとりの時以外は自分の部屋に閉じこもっていました。その頃から私の行動は気持ちを紛らわせる「食べること」が目立っていったように思います。そして体重のことは、それまで気にしたことはまったくなかった私でしたが気がつけば10kg以上も増えていってしまって中学校の制服もパンパンになってしまいました。

父が亡くなったのに体重が増えていく自分が恥ずかしくてたまらなくなっていく

ある時、お世話になっていたお宅にお邪魔した時のことです。久々に私の容姿を見た方から「あら、ふーちゃん、また随分と大きくなったね。幸せ太りかな?」と。もちろん、悪気なんてないことはわかっていました。私を見て、思ったままの正直な言葉だったのだと思います。私は表面では、場の空気を悪くはしてはいけない！　という癖の思考だったのでしょうね。笑顔で合わせるように会話をしていました。でも、こころの中ではもう、どんどん落ち込んでいきました。

「みんな父親が亡くなったのに、太った自分にあきれている」
「私、こんなに太ったことなかったのに。なんて恥ずかしいこと」

と思い込んでしまい不安・恐怖感・孤独感がさらに増していきました。

周りの目が過剰に気になっていく私

この頃、私は十五歳くらいで思春期。太ったことの現実をまざまざと自覚していくことになります。

「友達は、みんな明るくて可愛いのに、私は暗くて太っている」
「私はどんな風に見られているのだろう」

太っている自分は可愛くないから、また除け者になっていかないだろうか？　と。太る前までは、まったく気にしたことがなかったのに自分の容姿が醜く感じていってしまい気持ちは落ち込む一方でした。そして、こころから笑えたり安心できることもなくなっていき、気がつけば周りの目を気にしながら無理して作り笑いしかできなくなっていきました。

ひとりになりたくない、人から嫌われたくないが次第に強くなっていく

当時、身長１５９㎝で体重は60kg前後になっていたと思います。日頃から、こころに隙間を感じて寂しい気持ちを抱いていた私の感情は

「嫌われたくない。人から好かれていたい。」

に、頭とこころが支配されていきました。

そして、

「よし！　ダイエットして痩せて綺麗になる！」と、そこだけに単純にフォーカスして（笑）ダイエットをしていくことになります。高校2年生の夏休みの時でした。これが私のこれからの十五年余りの出来事の、最初のはじまりだったと思います。

目先の痩せるダイエットに飛びついていく

1日500kcalに抑えて1ヵ月で8kg痩せる

今、思うと、われながらハングリー精神と「根性」だけはあったのかな？　と（笑）。でもこの「根性」の使い方を完全に間違えていたと思います。主食のご飯の代わりに果物1個、主菜は低カロリー、低脂質のお肉とお魚（かなり制限をかけていました。）そして副菜はお野菜たっぷり。お菓子、ジュース類は一切、摂りませんでした。この1ヵ月は夏休みだったのもあり、もう「暑さ」と「お腹空いた」と「フラフラする」しか覚えていません。8kgも痩せたことで、まず目立ったのは「顔」で、兄には「何があった！」と、とても心配させてしまいました。そして夏休み明け、高校に登校すると男性教諭の担任に「ガイコツみたいだぞ！」と言われてしまう始末で。でも夏休み前は、この担任の先生は「平野は最近、太ったな！」と言っていたのですよ。この発言も私のダイエットスタートのきっかけの一つにもなっていたのですが（笑）本当に「先生！　オ

イオイ！」って感じではありましたが私は痩せれたことが、ただただ嬉しかったので

「痩せれば全てよし」

こんな感じで、これから私に待ち構えている試練なんて夢にも思っていませんでした。

食品成分表がバイブルに

実は今でも私の仕事用の机の上には当時、使っていた食品成分表の早見表の本があります（笑）。それだけ大切にしていたものだったと思います。今も、あの時のようにバイブル的に執着（笑）はしていませんが、もうかなり使い込まれている本ではありますが手放せずにいます。当時、1単位（食材一つの量で）80㎉のダイエットがあって私はいろんな食材の80㎉を、そのバイブル本を何回も何回も繰り返し見ては読んで覚えて、今でも覚えちゃっています。それほど頭の中で「カロリー！　たんぱく質！」に覆われていました。この80㎉のダイエットは正しく無理なく続けら

れたら（15～20単位で1200～1600kcal）素晴らしいダイエット法ではありますが、私は痩せた後も10単位（80×10）＝800kcalは超えないようにしてしまいました。痩せた体重が戻っていくことが怖くて、怖くて。でも、その私の思考とは裏腹に、私の叶えたい方ではなく、逆の方へと暴走をはじめていきました。

リバウンドの嵐

最初のうちは痩せたことが嬉しくて食べ物の制限も我慢できていました。あの持ち前の「根性」で（笑）。でも、それも次第にその我慢する内容（食べ物のカロリーなど）に感情が支配されていき、それが極度のストレス、不安にも繋がって一口食べると我慢できずに食べてしまう、そして後悔。でもまた、これが不安・ストレスに繋がってエンドレスラン状態のダブルパンチ。もはや笑えません（泣）。そして食べ過ぎる、食べない、そしてまた食べ過ぎてしまう。これらを繰り返してしまい気づけば、あっという間にダイエットをはじめる前の体重よりも増えていってしまいました。こうなると、その時の私のメンタルが上向きになることは壊滅的になかったように思います。もう、**私は何のためにダイエットをはじめたことすら、この頃の私は判断ができない迷い道に入っていきました。**

目先の「ダイエット法」無限ループ

こうなると、もう「痩せたい！　痩せたい！　痩せなきゃ！」です。痩せるをテーマにした情報があれば飛びつき、当時はまだ高校生だったので高額なダイエット法までは無理でしたが、それでも手当たり次第でした。でも「痩せる！」ことだけにフォーカスをしているので上手くいかなければ、どれも長続きせず…でも「できる」「できない」は深く考えていなかったのでとにかく「とっかえ、ひっかえ」の魔の「無限ループ」に陥っていきました。でも体重は増え続けていき本当に「何をやっているんだ！」という感じです。今、考えただけでも恐ろしいのですが自分では当時、コントロールもできないまま、それを止めることもできませんでした。

気がついたら過食嘔吐に

そんな日々を送っていたある日、食べ過ぎてしまった時に気持ちが悪くなってしまって、吐いてしまったことがありました。その時、思いっきり吐けてしまい吐き終えた後、ふと食べ過ぎた時の辛さが一時、不思議と薄らいでいました。そして、膨れていたお腹まわりもへこんだ気がして私は、この快楽感に味を占めていってしまいました。「食べ過ぎたら吐く」「吐けば、たくさん食べられる」「太りたくないから吐けるように、たくさん食べる」と、瞬く間にエスカレートしていきました。全ては「太りたくない！」この一心で。これが、これから私を長年苦しめていく「過食嘔吐」いわゆる「摂食障害」の入り口だったと思います。

何をしても痩せない自分

過食嘔吐を続けていると、その行為は「太らないため！」ではあったのですが「痩せたい！」

も同時にあったのだと思います。食べた後に吐くことを重ねていくうちに私は楽しみのはずだった食事が、その後の「吐くための食事」に変わっていき、それが日常になっていきました。こうなると気持ちはいつも憂鬱で。そして私の場合、体重は増えることはあっても減ることはなくなっていき、それがさらに私に追い打ちをかけて、この過食嘔吐から抜けだせなくなっていきました。

「吐くのを止めたら、もっと太るから」

と。そして悪いことをしている認識はあったのと、隠れてその行為をしていたので、誰にも言えない私にとっては最大のストレスになっていきました。

感情はいつも辛い、寂しい、そして満たされない

家族団らんの食卓が一番、理想で憧れだった私ですが、この頃は私の食事は「吐くため」にあ

ったので、ひとりの方が望む食卓でなくても、寂しくても私にとっては都合がいいことになっていました。逆に家族や友人との楽しいはずの食事も私にとっては、その先の「吐くことが前提」だったので、苦痛になっていきました。みんなが美味しく楽しく食べている姿が、それはもう羨ましくて眩しくて、そしてこんなにも辛いのに痩せない自分を私は、いつしか毎日、自分で自分を呪っているかのようでした。こんな状態ですから私の感情が満たされていくことはありませんでしたし、この当時は、下剤効果のあるお茶も毎日、乱用してしまっていたので腹痛にも、いつも襲われ体調も悪くなる一方でした。

何のためにダイエットをしてきたのだろうか…

人はなぜ、ダイエットをするのだろう。

「痩せたい」

が私もダイエットのスタートだったとは思いますが、その背景にはそれぞれ根深いものがあるかもしれませんね。私の場合は、その奥に「嫌われたくない」そして、その先には「綺麗にみられたい」など。

だけど私のしてきたことは、結果は全て逆行でした。それ以上に辛いものになっていきました。私にとって食べ物は、もはや「味方」ではなく、それどころか闘う「敵」になっていました。こんな環境の中で私は自分を振り返り思いました。

「私は何のためにダイエットをしてきたの」

過食嘔吐になってから一年くらい過ぎた頃に、ここから私なりの抜けだす努力がはじまったように思います。でも、その道のりもまた無知な高校生の私には険しい道にはなっていきましたが「このままではヤバイ!」と思うようになってきたのは、きっと私の中で本心は、食べ物は「敵」ではなく「味方」であって欲しかったのだと思います。

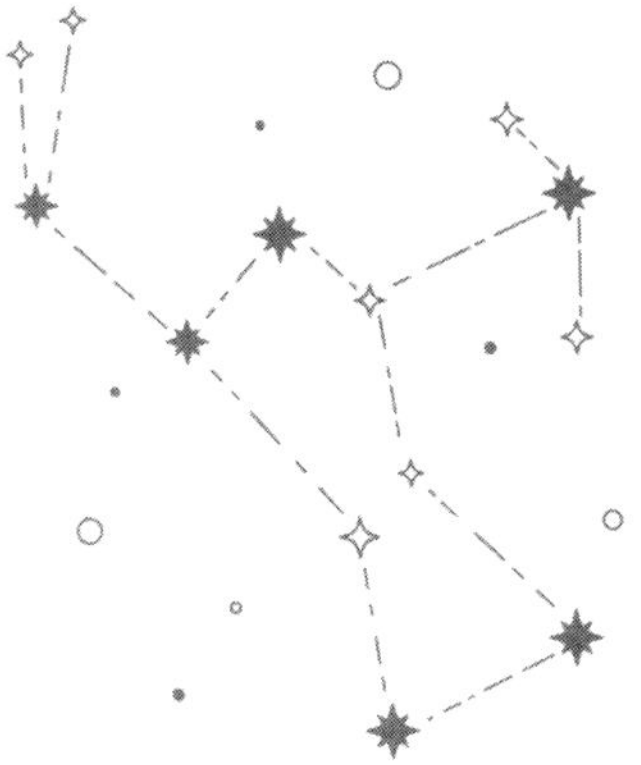

第2章

こころとカラダは密接に繋がっている

カロリーに囚われたダイエットには落し穴がある

高校生になると健康的に「痩せたい」と思うようになっていく

ここまで自分の体調不調や不快感が続くと…「痩せるなら健康的でないとカラダを壊すかも」と思うようになっていきました。私の周りは生き生きとしていて、そして健康的な笑顔であふれている。そんな同級生たちが本当に羨ましかった。自分もあんな風でいたい。と。それには、まずは健康的に！

そんな中、本屋さんで立ち読みばかりをしている時

「健康＝たんぱく質」

が一番、情報の中で私の脳裏に入ってきました。今でも、この「たんぱく質」の人気は世の中で

も不動かもしれませんね。後でも栄養素のことは触れていきますが、この時の私も「たんぱく質」はしっかり摂っていこう！　と。でも頭ではそう思っていても、私の本心の先には「痩せなきゃ！」があるわけですから過剰なストレスはそのままでもあったので、実際はそうしようと思っても、一時はできたとしても長続きせずに、そんなストレスの分、また反動がきてしまう。その繰り返しではありましたし、過食嘔吐も少しずつ回数や量は減る時もありましたが、やめることはできませんでした。

後先を考えずに、勢いタイプだった私

何度も、しつこいようですが（笑）この頃の私の頭の中は根本的には「痩せたい！」に覆われてしまっているので正しいことをしようとしても長続きせずに、また次の方法へ。この「次の方法へ！」の思考は不思議と行動に移れるんですよね。でも、これは前向きなものでなく下心満載の後先を冷静に考えてない「勢い」そのものでした。ですから当然、結果もでないまま、気持ちも苦しいままの、さらに「魔の無限ループ」になっていきました。いわゆる「ダイエットオタク」

です（苦笑）。

栄養士になるために通学社員制度で専門学校へ

そんな私に、少しの光がさしてきたのが高校3年生になった時でした。進路を考えはじめた時

「こんな私でも、誰かに頼らなくても生きていけるように自立した女性になりたい！」

と。当時すでに60kg超えの私。成績も良い方ではないし（笑）家も出たいし…しかもお金もないし…母親、兄に迷惑はかけられないし…進路を考える上でのハードルも、またもや満載。でも食べることが本来は好きで作ることも、喜ばれることも。そして認められることにも願望があった私は、本屋さんの立ち読み効果もあり（笑）

「栄養士になりたい。できたら、その先には管理栄養士になりたい」

と考えるようになりました。また、言いますが成績は悪い方の勉強嫌いの私がです（笑）。でも、この一部の「希望」が私の支えにもなり、大げさかもですが「生きる励み」にもなっていきました。そして担任の先生に相談して大学4年間、働きながらの選択は思うほど容易ではないし、ものすごく大変だから「栄養士」と決めているのであれば、まずは専門学校に進学して、その学校の「通学社員制度」を利用していこう。になりました。この時の私は、また恒例の自分に「できる」「できない」は横に置いた「勢い」みたいに決定した進路ではありましたが、この決意は、その後の私の人生を大きく前進させてくれるものでもありました。

人間関係に四苦八苦、ダイエットも上手くいかず…

高校を卒業して十八歳になった春、私は専門学校に進学（全日制）と某企業の通学社員（半分は社会人デビューのような）になり、そちらの社員寮に入寮しました。不安と希望が入り混じっていましたが「頑張るぞ！」という気持ちではいました。でも学業と仕事の両立は覚悟はしてはいましたが現実は、やはり私にとっても、そう甘いものではありませんでした。

本心では、いつも自信のない私は、どこかで「できない自分」「太っている自分」にメンタルも追い込まれていき当然、そんな心身の状態なので人間関係にも悩み、そしてその矛先もまた「食べること」にもなっていたのでダイエットも上手くはいきませんでした。その時の私は…

「私って生き方が下手だなぁ。生き方が上手い人が羨ましい」

いつもこんな風に自分に卑屈になったり、また人を羨ましがったりでした。食べ物の栄養だけで何とかしようと思っても、こころを整えるまでは難しかったのだと今、振り返っても思います。

自分に、どんどん自信がもてなくなっていく

こころが疲弊していく。このことが**痩せることだけにフォーカスしている時のダイエットの「落し穴」**なのだと思います。こころが満たされなければ、その満たされていないことを、食べ物で補うように脳は感情に指令をしてきます。後にも、このことにも触れていきますが、脳内ホルモ

ンの幸せホルモンのセロトニンが減ると、ストレスホルモンのコルチゾールが増えて、こころが不安定になります。実は私たちは食べると血糖値が上昇するのですが、その時に一時ですがセロトニンも増えます。ですので「こころの空腹」を、一時だとしても幸せ感になる目の前の「食べ物」などで補おうと脳が指令をする「こころとカラダのメカニズム」になっていきます。でも、元々のストレスが強い場合、食べた後は、また後悔して、さらなるストレスを生みだします。この繰り返しなので脳内ホルモンのバランスも悪くなって悪循環に。こんな状態なので自分に自信もなくなっていく。そんな自分を責めてしまう低メンタル状態になりやすいのも、こころとカラダのメカニズムから考えれば当然と言ったら当然なことだったのですが当時「根気のない自分が悪い！」で覆われていた私の脳内の思考では気づきませんでした。

実務経験を経て管理栄養士になっても…

続く「太りたくない」気持ち

必死に、私になりに努力をしてきた中で念願の管理栄養士に合格をしました。そして栄養を味方に何とか、こんな自分でも幸せな気持ちになれる状態に変えていきたかったはずなのに、その先には「痩せていないと、それは叶わない」が私の脳裏に依然として根強くありました。これが一度、摂食障害になると長引きやすい根源かもしれませんね。頭ではわかっていても気持ちがついてこない。この頃の私も相変わらず、毎日が葛藤の日々でした。私は今現在はカウンセリング栄養コーチングをさせていただいていますが、クライアント様には専門職の方も多く、その中には教職員、看護師、薬剤師、そして管理栄養士の方もいらっしゃいます。このことから「マニュアル的な知識」だけでは叶わない根深い、そして奥深いものがあることがわかってきます。

ストレス・不安が強いままでは「どうにもなっていかない」ことに気づいていく

ストレスや不安は、次には「怖さ」に。そして満たされないこころで感情は覆われていき、自信も失っていってしまうことを、これまでの私の軌跡からも気づかれてこられたと思います。**そして本質的なことから、的が外れていると改善・克服も、また時間がかかっていくことも。**だからこそ、このストレスと不安を安心感に繋げていかない限り、どうにもなっていかないと私は自分の経験からも痛感しています。

この後にも、その方法はお伝えしていきますが今、辛さを抱えているとしたら、まずは自分のこころに「辛い」と思うことばかりを与えないように、今の自分が「楽しい」そして「喜ぶ」ことを見つけだして、重たくなっているその「こころ」を軽くしてあげれるように意識されていってくださいね。

大丈夫！　上手くいっていきますからね

ダイエットよりも本当に叶えたいものができた時が私のターニングポイント

ここまでのお話の中で触れていませんでしたが私は管理栄養士を合格した、その一年前に四年程、交際していた今の主人と結婚をしていました。当時の私は60kg以上の体重でしたが、その時から主人は私の体型は、そんなに気にしてはいなかったようには思います。ですが私は通学社員の時の無理が少したたり腎炎を患い、その頃から腰痛も抱えていたので、予防からも体重を少しは減らした方が…みたいな感じなどはありました。そうなんです。**本当に大切なのは「体重」よりも健康的な「こころとカラダ」なんですよね。**

そして、結婚五年目に私は第一子をお腹に授かりました。念願のわが子でしたので本当に嬉しかったのを覚えています。でもその時も、私は誰にも言えないまま過食嘔吐は以前よりは少しは減ってきていたものの、まだ続いてはいました。体重もほぼそのままで痩せていくことはありませんでした。そんな中での妊娠。その時に思いました。

「この子を、元気に健康に産みたい。そして幸せにしていってあげたい。」と。これが私の**ダイエット以外で本当に叶えたいことができた瞬間でした。**私は誰にでも、それぞれに、この「ターニングポイント」的な、自分が変わっていけそうな出来事がプレゼントされるように思います。その瞬間を、どうか、自分に自信がないからと、やり過ごさないで欲しい。それが、あなた自身の人生にとって最高の「気づき」になり得ることもあります。そして、そのことに対して自分が「嬉しい」「幸せ」と感じることであれば「こころの栄養」にもなって、重たかった気持ちも軽くなっていきます。気づかないままの「もったいない」がなくなれば、あなたもまた、私のように囚われた思考から抜けだして、本当に叶えたいことへのスタートへと繋がっていきます。

第3章

食べ物を大切にすることは自分を大切にすること

私は「痩せる」に囚われたダイエットをやめました

いわゆる1人前を偏らないように大切に食べていった

ダイエットに感情が囚われている時は、この「1人前を食べる」は、とてもハードルが高く、そして怖いことなのかもしれませんね。でも考えてみると極端な制限による食事は、その**ストレスなどからも「反動」から「過食」を促していきます**。ですので、その「過食」の量になるよりは、この「1人前」は程よい量ではありません。ここを怖がらずに栄養を信じて私は目先だけではなく、先の未来を見据えて生まれてくるわが子のために、この「程よい量」を、まずは美味しく大切な食事として食べるようにしていきました。そして、過食スイッチの要因ともなるストレスも軽くしていきたかったので、栄養価やカロリーの計算はしようとせずに、

・同じ食べ物「ばかり」に偏らなければ、必要な栄養も偏らない

・食べ過ぎなければ、カロリーもオーバーしない

このことを自分のペースで無理をし過ぎないように意識していきました。

「辛いダイエットからも抜けだせて、健康的な自分になれる！」
「痩せることよりも、まずは上手くいっても、いかなくても普通の食事！」

と、生まれてくるわが子の元気な笑顔を想像しながら一般的には「当たり前」と言われることでも、これらの思いを、**キレイごとと思わないで大切にしていきながら、**できるところからやっていきました。

みなさんも目先の結果を急ぐことよりも、**本当に叶えたいことを叶えられた、その先の幸せそうな自分を思い浮かべてみてくださいね。**そうすると、気持ちが少しずつでも穏やかになり、ネガティブな思考（どうぜ、私になんか…など）から、ポジティブな感情（私だっていける！など）に自然に気が向かっていきます。

この「自然に」が改善・克服のポイントのようにも思います

「**こうすれば良い**」

など、無理に自分で自分の思考を従わせようとはせずに、自分の感情で

「**よしよし、大丈夫だよ**」

と落ち着かせていくように寄り添ってあげると、自然にこころが軽くなり、そして「強制的」ではないので、私もこの経験からも、この意識は**遠回りのようで改善・克服への近道**だったように今でも本当に思っています。

食べ物は敵ではなく味方！　と感謝するようにもなっていく

みなさんにとって。**今、食べ物は…**

「敵ですか？」
「味方ですか？」

私は摂食障害の頃は食べ物は「**我慢する、太る敵**」でした。これでは食べ物が味方になってくれることなんてあるわけないですよね。でも、ダイエットに囚われる**以前の私の食事は**「**美味しい、楽しい味方**」だったように思います。それが、どれほど**ありがたく幸せなことだったのか**。このことを食べ物や体重に縛られてしまい、辛かった時には見失ってしまいましたが**今でも本当に痛感しています**。だからこそ私は、この食べ物は「**美味しい、楽しい味方**」だった頃の自分を思いだして、それを励みに「こころの栄養」も整えていけるように**食べ物に感謝**するようになっていきました。

日常が以前よりも、「楽」になっていって…

私にとって摂食障害（太ることを恐れての過食嘔吐）の時は、「食べ物は吐くために食べる！」でしたので、食べている時も「幸せ」という感じは、ほとんどなく「欲求を満たすだけ…」だったように思います。現実では、その後、吐いてしまうのですから食べ物を粗末にしていることでもありました。そして、それもまた辛い…苦しい…。「食」「体重」に縛られているダイエットで、反動を繰り返している方々も内容は違ったとしても同じように辛さを抱えていらっしゃるのではないでしょうか？

でも、それらの辛い行為や思いが少しずつでも減っていくことで、そんなことで？　と思われるかもしれませんが、私は日々の日常の辛さが軽減していき、とっても「楽」に、そして楽しくなっていきました。「負の連鎖」とか「負のスパイラル」などの言葉をよく耳にしますが、「幸」

も連鎖するんですよね。**この「普通に食べられる」この恩恵がこんなにも、あるものなのだと。**そして「こころとカラダが楽！」なんだと。みなさんにも少しずつでもいい。勇気をだして最初の一歩を踏みだしていただけたらと思います。そして、この私が体感していったことを、ご自身で無理なく積み重ねていっていただきながら、本当の喜びを感じていって欲しい！　と切に思っていますし、誰だって「できる」と私は信じています。

ストレスフリーになっていき、自然に痩せていった

とは言いながらも（苦笑）私も、いきなり過食や嘔吐を止められたわけでもなく、また、やめられたわけでもありませんでした。食べることもですが、その行為も無理に止めることは反動がくるように、私は今までの経験からも感じています。とにかく「無理」をやめて、少しだけの「勇気」でコツコツと自然に、それらの行為を減らしていったように思います。そして、こころとカラダが楽になりながらだったので、**ストレスも気がつけば軽減していき、体重にも囚われなくなっていっていきました。**（この、こころとカラダのメカニズムについては、後ほどの章でも詳しく

お伝えしていきます。）

そして、自然に無理なく痩せはじめていったあの頃の私は…「カロリー制限や過食嘔吐してきて、辛く苦しいまま十年以上も痩せなかったのに！」と嬉しい悲鳴だったように思います。

気がつけば体重20kg減！

いわゆる1人前を偏らないように大切に食べる、そして無理に過食や過食嘔吐を止めない。このことを意識しながら過ごしていた私は、二年を過ぎたころ（妊娠期間を入れて）気づけば妊娠前の**ピークの68kgから48kgと20kg減になっていました**。当時、母乳もたくさん出ましたし妊娠中に増えた分も自然に戻っていきました。そして生理も規則正しく戻り、一年後には二人目の娘もお腹に授かりました。私と兄と同じ、二歳違いの兄妹が私をお母さんとして選んでくれたこと当時も今も感謝でいっぱいです。

私は摂食障害の経験があったからこそ、この摂食障害も良い形で改善・克服できていったように思います。**辛い経験も無駄ではなかったと。**何もなかったら、今のような体質改善はできていかなかったようにも思います。振り返れば、こころも保てていて無理のない体重まで落ち二十年以上経った今も、あの頃よりも食べているのですが（苦笑）48kgをキープできています。この経験と体感からの喜びを、今、辛さを抱えている方々に伝えていきたいです。

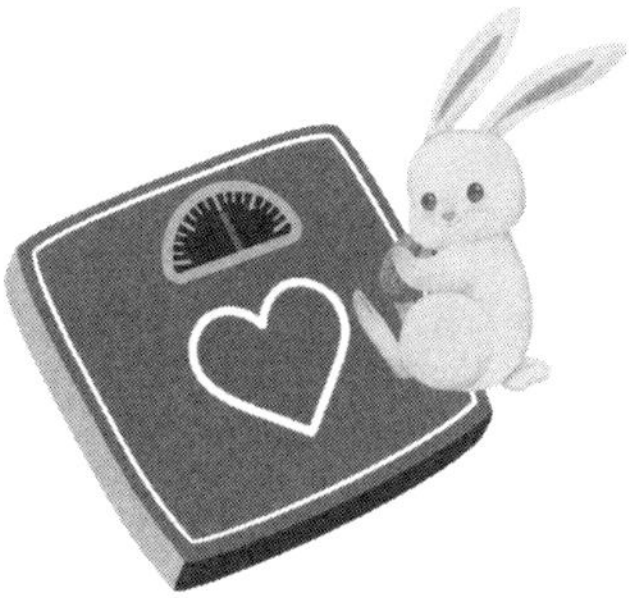

食・体重に縛られなくなってきたら、自然に「こころ」が満たされていく

カラダが適量を教えてくれるようになっていった

一般的な食卓ですと食べたい気持ちから「いただきます！」そして気持ちよく食べ終わって「ごちそう様」のリズムが自然なのだとは思います。でも、改善・克服前の私には、この自然なリズムが、つかめないでいたように思います。でも体重が48kgに安定してからは、自然にこころとカラダが「**もう、満たされているよぉ〜**」**と適量を教えてくれるようになりました**。それは「こころの空腹」が回復していったからだと思います。そうなると満腹中枢も正常に働くので、お腹が満たされていけば、その「こころの空腹」からの「過食」は、こころが満たされてくるから不要になり、**ちゃんと「ごちそう様」ができるようになっていきました**。これも、当たり前のようなことかもしれませんが当時、食事への思考がパニックになっていた私には、本当にこころもカラダも楽になっていった出来事でもありました。

こころが喜んでくれると

こころが満たされると、**こころが「嬉しい」という出来事をキャッチしやすくなります**。それは余計な不安的な思考が軽減していくからだと思います。そうすると、こころは喜んで、さらに今までは困難だと感じていた日常の生活も変わっていきます。人の言葉に対しても、悪い方に敏感に感じていたことも薄れていき、良い意味の言葉などが「素直」に受け止められようになっていきました。そうなると、さらに、こころが落ち着いて不用意に不安に感じたり、イライラをすることも少なくなっていき**思考の柔軟性もついてくるので、次々と良い流れへと循環していったように思います**。

物事への執着心が軽くなっていく

柔軟性がついてくると、

「こう、しなければ！」
「こう、ならないと！」

などの自分の中での窮屈さがなくなっていくので、こころにも余裕が生まれてくることに私は気がついていきました。これらの「しなければ！」「ならないと！」のような感情も薄らいでいくことも。そうすると執着していたことからも解放されていくので食欲だけでなく、自分の感情にのさばる（苦笑）執着心も軽くなっていきました。

この「執着」は、過ぎると本来は進めることであろう道でも、さ迷いやすくなります。それだけではなく、辛い状態のまま。これは、こころも重くしていく要因でもありますが、**私は本当に軽くなっていきました。**

失敗しても「また次！」と前向きになれていく

私はダイエット中や摂食障害の時は、どんなに些細な失敗でも、まず、間違いなく「負のドツボ」にハマってしまっていました（苦笑）。それが、こころにも、カラダにも無理のないダイエットをしていくことで摂食障害を克服した頃には、**多少の失敗も「まっ、いいか！」と動じなくなっていきました**。そして、何か少しでもつまずくと、すぐにネガティブに考えていたことも、そんなに**気にやむこともなく「よし！　次！」とポジティブになれて**いき、そんな場面が、どんどん増えていきました。本来の自分に素直な思考で、判断できていけるようになっていったのだと思います。

「白か黒」的な思考ではなくグラデーションを楽しめていく

「0か100か」「白か黒か」の思考が強い方がおられますよね。私もはじめにしていたダイエットの時は「痩せるか、太るか」「できるか、できないか」と、この極端な差のある思考でした。辛さに繋がらなければ良いと思うのですが、私の場合はこの「極端さ」からストレスは常にマックス状態でした。これではぶっちゃけると普通に考えても、楽しい気持ちになれることはないですよね。でも例えば、この「白と黒」を「白と赤」にしたら、０～１００の間の色は、いろんなピンク色に。淡い優しい色から、濃い目の情熱的な色など、このようなグラデーションになって**その時、その時の自分のカラーで楽しめていけますよね。**克服してからの私も、この柔軟性という名の自分のカラーが、程よく保てていけるようになりました。誕生日やクリスマスの時はケーキも美味しくいただき、お正月もごちそう続きでも私は、このマイ・グラデーション食（笑）が自分のペースで穏やかにできていきました。そして**体重も20kg減ったままの48kgをキープしながら。**

あれだけ体重や容姿に囚われて**ハングリー精神で過ごしてきたダイエットと摂食障害の約十五年間は、この当たり前の楽しさを楽しむことは、ただの一度もなかったのに。**

今は楽しめています。こころとカラダのメカニズムを知り、それをいかすために私は自分のこころに、まずは寄り添っていきました。そこから、できるところから無理なく自分らしく続けていくことで、**こころとカラダのメカニズムと栄養も、自分の味方にすることができたのだと思います。**

みなさんにも、この喜びを伝えたい

みなさんにも、辛さから抜けだして欲しい

次の第4章からは、今までの私の過去の経験と積み重ねてきた知識とともに、具体的にみなさんに知っていって欲しいこと、伝えたいことに触れていきたいと思います。

みなさんもこころとカラダのメカニズムを知り、栄養を味方にしていきましょう

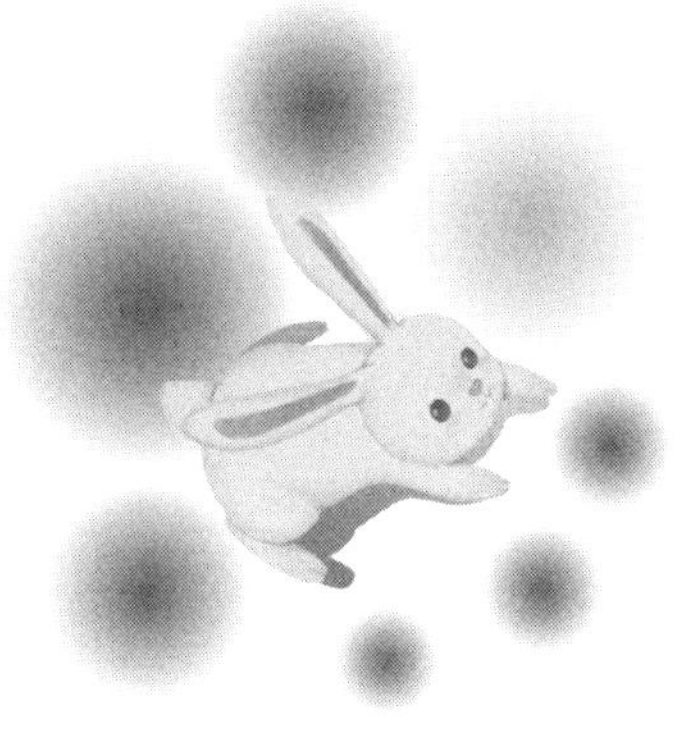

第４章
栄養は「こころ」にも「カラダ」にも必要

こころとカラダのメカニズムとは

こころ（感情）を整えていくことも栄養になる

日頃、私たちのこころは「感情」で左右されることも多いと思います。その**感情を司るのが「脳」**。そして、その「脳」の栄養も口から食べる「食べ物」の栄養と、**私たちの環境などから生まれる「嬉しい感情」などの栄養からも成り立っていきます**。だからこそ、食べ物だけの栄養だけではなく「**こころ」も整えていくことも、とても大切になります**。こころの部分は、我慢や根性論を知らず知らずのうちに積み重ねていくと、脳を整えている脳内ホルモン、**特に幸せホルモンのセロトニンの栄養も減らしていきます**。カラダだけに栄養を摂れば良いのではなく「こころ」の栄養も大切で、その相乗効果によって、こころとカラダのメカニズムはスムーズに、そして思考も落ち着き、辛い感情も軽減していきます。

そして、気分転換、気持ちの良い日光浴や外気浴など、そんなリラックスしている時などの穏やかな感情も、このセロトニンが増えやすいとも言われています。

そうなると、本来の自分の気持ちに素直になれたりカラダも脳からの、すみやかな指令で代謝がスムーズになるので※基礎代謝も上がりやすくなります。何より「**こころとカラダが楽になる！**」ので、こころの栄養が不足になっていっていないかなどを振り返りながら、そして、自分の感情に「**ムチを打ち過ぎていないか？**」ここを時々、自分自身を労わるように気にかけてあげてくださいね。その時に、もし心当たりのある方は、どうか、ここを些細なこと、仕方がないことだからと流さずに、自分の**こころの声に耳を傾けて寄り添って**あげてくださいね。その本当の声を聞ける人は「あなた自身」しかいません。

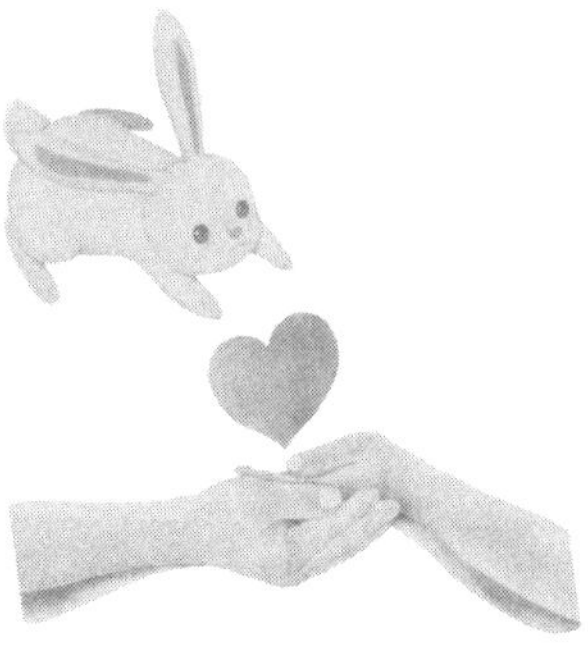

※基礎代謝とは生命活動で必要となるエネルギーの消費

「**私、今、ストレスを感じているな**」

「うんうん。そうだよね。でも大丈夫だよ。私が寄り添っているから」

こんな言葉を自分にかけて、自分を安心させてあげてくださいね。ここからがスタートラインです。

栄養素を摂ることは難しいことでなく情報が難しくしている

「栄養は大切」このことは誰でも一度は思われたり、気にされたりしたことはあるかとは思います。でも、ここでも頭ではわかっていても、その先のこととなると

「面倒くさい」

「難しい」

このイメージにも繋がりやすいですよね。それは

世の中に、はびこる話題性のある情報に振り回されてしまっている

このことも要因の一つでもあります。もちろん「情報」全てが悪いことではないのですが、これだけの健康情報やダイエットブームが続く現代、その情報の多さが混乱を呼んでしまっているのも事実です。そして、どれが正しい情報であるかも、わからくなってしまい必要以上に難しく感じてしまう。そして「目先の簡単さ」などにフォーカスされやすくなってしまっているようにも感じます。

でも、不思議ですよね。**もう何十年も情報がたくさんの歴史の中、ダイエットや健康で悩む方々は減るどころか増えている…これが「今の現実」であることも今一度、気がついて欲しい。**

自分にとって本当に必要な情報を必要な時に受け取れて、そして無理なく続けられることを選べるようになっていって欲しいと自分の経験からも切実に思います。あの人には良くても、自分には合わない、そして、その逆もあります。合っていると思う答えは他者にではなく、自分の中にあるのですから。

「あの人には合っていても、自分には合っていないかも？」
「あの人には合っていないことでも、自分には合っているかな？」

こんな風に自分のこころとカラダに耳を傾けて、自分自身でも寄り添ってあげて、そして今、改善をしたいと思うことや、できそうなことなどに気づけたら、自分の歩幅で進んでいきましょう。

栄養のこと。そしてその役割

では、

「栄養って？」
「栄養改善って？」

そもそも何？　ですよね。みなさんが「栄養」と聞いて一番に思い浮かべるのは、食材などに含まれる栄養素かな？　とは思います。私が今まで栄養指導をさせていただいてきた中で、みなさんに

「栄養と聞いて、一番先に思い浮かぶ栄養素は何ですか？」

と、ご質問をさせていただくと、

「たんぱく質」
「ビタミン」

この二つの栄養素が一番、多かったように思います。みなさんは、いかがでしょうか？　ここでは簡単に次ページの図も見ていただきながら栄養のお話をさせていただきます。

そもそも栄養素とは？

まずはここ！

★唯一のエネルギーが発生する **栄養素の柱** は

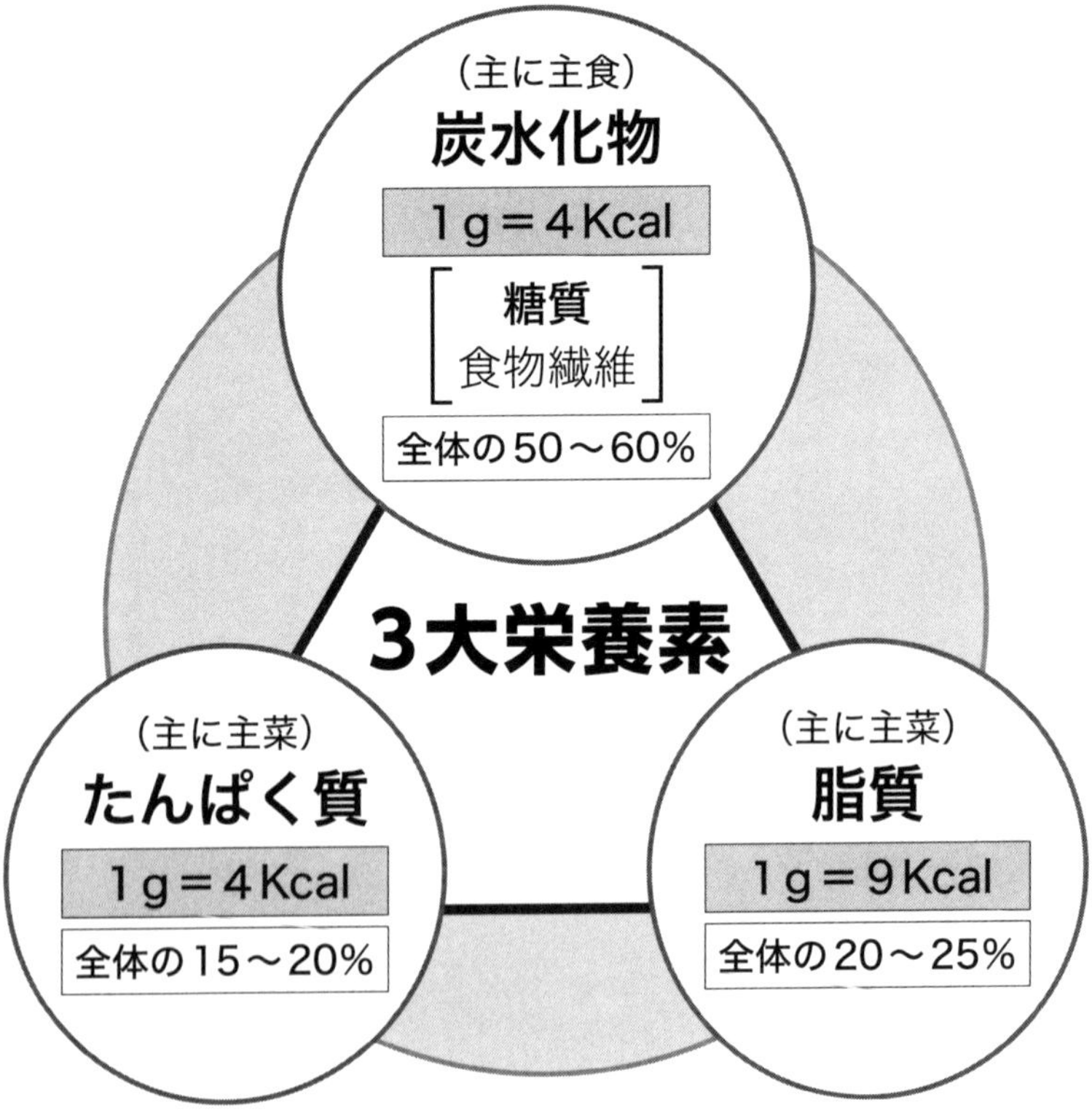

※この本では3大栄養素の炭水化物を主にエネルギーになる**「糖質」**でお話しています。

「3大栄養素」の

・炭水化物（糖質）※この後は主にエネルギーが発生する炭水化物を「糖質」でお話させていただきます。
・たんぱく質
・脂質

はエネルギー源が発生する**いわば、どれも、なければならない栄養素**です。なければ

・人間のカラダは機能しない
・減れば元気がなくなる
・偏れば、カラダが異変を感じて各種疾病などに繋がりやすくなる

人間のエネルギー源の栄養素は、車に例えるとガソリンなので、これらの栄養素の不足は**ガソリンが少なくなっている車を不安な気持ちで走らせているようなものです**。これが、どんなに危

険なことか、これは大げさなことでは決してなく本当に怖いことではあります。車を少ないガソリンで走り続けていたら、いつ止まるかわからない。人間なら不安を抱えながら生きるために内臓に負担をかける。そして続けていたら、その負担をかけ続ける！　ということになります。**これはもう、カラダにムチを打ち続けているようなものです。**

もし、こんな状態だったらカラダだけでなく「こころ」も疲弊いていきますよね。「こころ」と「カラダ」は密接に繋がっているので、３大栄養素が摂れていない状態が続くと、カラダだけではなく「こころ」も疲れていきます。

「こころ」と「カラダ」は**３大栄養素が偏りなく備わっていることが大切**です。その働きや役目、機能は次ページの図をご参照いただけたらと思います。

特に主食の糖質の穀類などはエネルギー代謝には、なくてはならない存在のブドウ糖（グルコース）が含まれているので「**主食**」であり、ゆえに、その割合も多いため、それを減らしたり、抜

3大栄養素は3つとも『幸せ体質』に必須！

●糖質の主な働き

糖質（グルコース）は人間の主なエネルギー源

●たんぱく質の主な働き

人間の組織・内臓（脳も）・筋肉の栄養源

●脂質の主な働き

人間の機能を助ける・体温の保持・内臓の保護

★このバランスが崩れる（偏る）と…

糖質が減れば…　主に主食

↓

たんぱく質、脂質がエネルギー源の**グルコースの代わりにエネルギー代謝に回されてしまう**

穀類など

たんぱく質が減れば…　主に主菜

↓

心身の組織・内臓・筋肉に**栄養が渡らない**

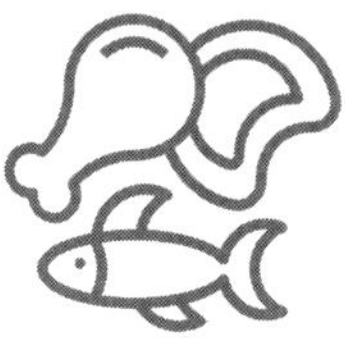

肉・魚・卵など

脂質が減れば…　主に主菜

↓

エネルギー不足にもなり、心身の**機能に使われる栄養も不足に**

※たんぱく質、脂質で作られている組織ももろくなる

けばそれだけ摂取カロリーが減ることから安易に「食べない」「避ける」対象になりやすくなっているのだと思います。この「落し穴」については、この後の「こころの栄養」のところでも、お話してまいります。

次に5大栄養素のお話になります。3大栄養素＋2になり

その二つは

・ビタミン類
・カルシウム、ミネラル類

エネルギー源の3代栄養素やカラダの組織の助けになる、いわば「**縁の下の力持ち**」

ここでのポイントは、**この2種類の栄養素は3大栄養素があってこそ、力が発揮できる栄養素**であること（次ページの図をご参照ください）。また車に例えていきますが、車の各種の部分に入

カラダに最も必要な
5大栄養素は3大栄養素に+2

野菜・藻類・茸類・豆類・小魚類・乳類・果物など

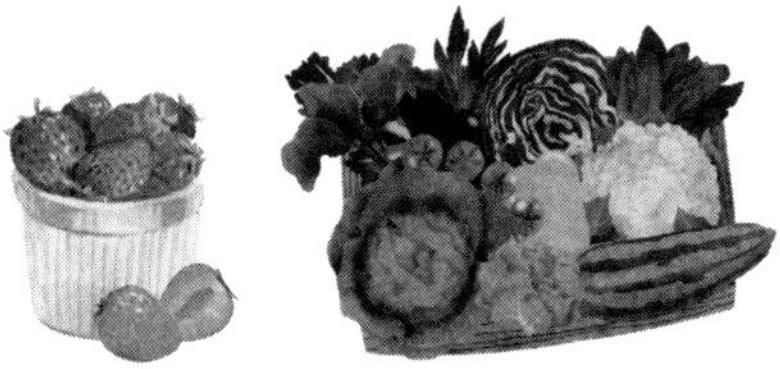

+2の、ひとつは

ビタミン　主に副菜

- 栄養素の代謝の潤滑油
- 生命活動に不可欠

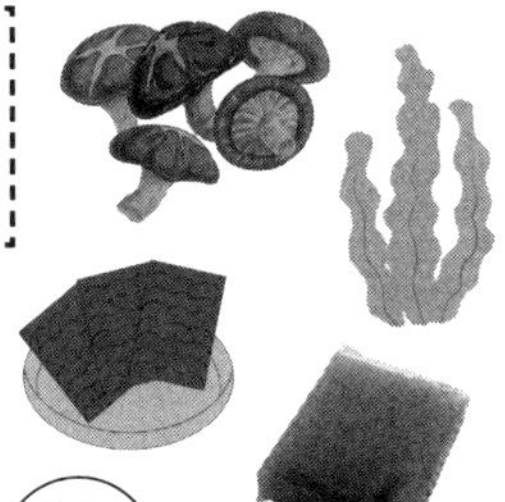

+2の、もうひとつは

ミネラル（カルシウム）　主に副菜

- 健康維持に欠かせない
- 骨・内臓などを強くする

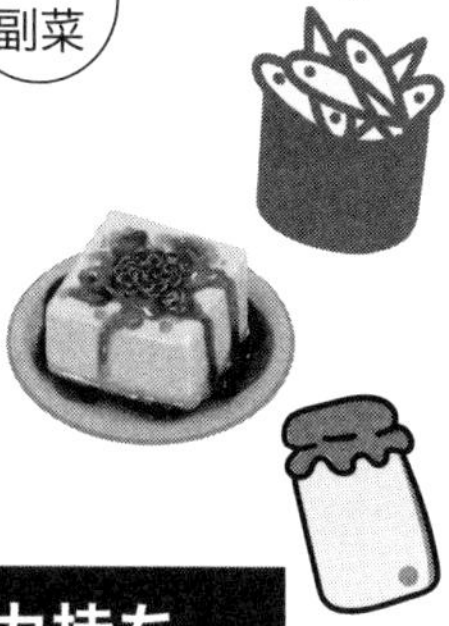

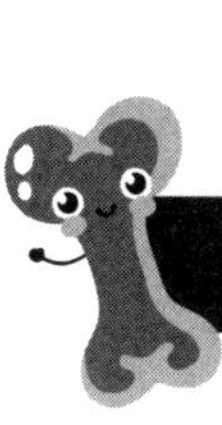

3大栄養素の縁の下の力持ち

＼注目！／

**このビタミン・ミネラル（カルシウム）は
3大栄養素があってこそ活躍する微栄養素！**

れるオイルのようなものです。この各部分を機能させていくために必要なオイルもガソリンがあってこそ機能します。ですから私たちが生きていく中でも特に大切なのが、この5大栄養素になっていくのですが、知識だけで覚えようとするのではなく、それぞれの役目、そして、その役目が果たせなかったら「どうなるの？」こんな風に栄養素のことを理解していかれたら、そんなに難しくはないですし私たちは、この栄養素をカラダで分解・消化・代謝して循環させて生きている！　ということを、まずは押さえていただけたらと思います。

ここまでのお話をまとめていくと

●主食（穀類）＝**糖質**（ブドウ糖）
●主菜＝大きいおかず（肉・魚・卵・豆類など）＝**たんぱく質・脂質**
●副菜＝（野菜・きのこ・海藻など）＝**ビタミン・ミネラル、カルシウム**

ここを軸に補助的に

●乳類・果物

これらの基本的な食材のグループを「**偏らないように**」意識していけば（次ページの図をご参照ください）計量器などで測ったり、カロリー計算をしなくても「手ばかり」などで十分ですし、自然に必然的に**こころとカラダに大切な5大栄養素が食材から無理なくバランス良く摂れていきます**。

細かく考えなくても、たくさんの食材の中から召し上がっていくことで、こころ（感情）も満たされていきカラダ（お腹）の満腹感も感じやすくなり**一般的な程よい「1人前」で満足できるようになります**。1食で難しい時は一日の中で、そして偏っていそうな時は、補助的な食べやすい食材の「乳類・果物」で補ってもOK！　こんな感じでと思います。

必ずしも完璧な献立を目指さそうとしなくても大丈夫。嗜好食品（お菓子類）も私は楽しみとしては良いと思っています。お友達などと、たまの外食などでも食べたい物を食べて楽しまれて

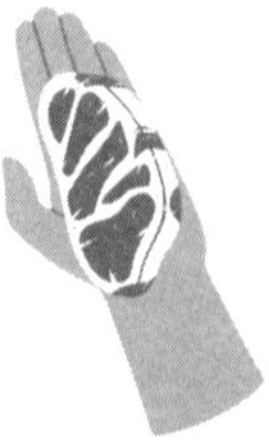

主菜 の1回の量は

「手のひら弱」を目安に

（厚さは1.5cmくらい）

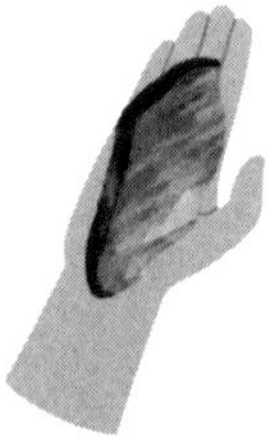

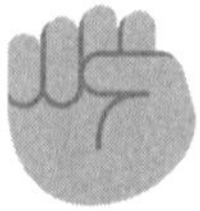

または

こぶしくらい

主菜になる食品は⇨ **肉・魚・卵・大豆類**

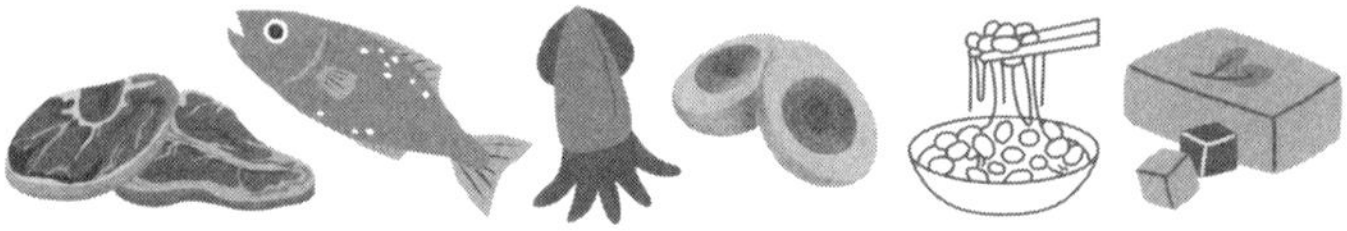

「たんぱく質・脂質」でカラダはできています。

機能・代謝にも必要です。どれかは食べたいですね。

手ばかりなら簡単！

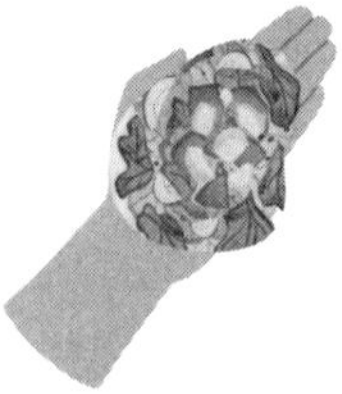

副菜 の1回の量は

「手のひら」たっぷりに

生野菜・茹で野菜で楽しみましょう♪

副菜になる食品は⇨ **野菜・海藻・茸類・こんにゃく**

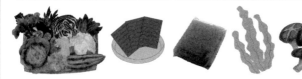

カラダの機能を整えるためにも

「ビタミン・ミネラル（カルシウム）」

のある野菜などは大切です。

食を楽しみながら『幸せ体質』へ

**これで自然に
5大栄養素が揃う**

毎食でなくても大丈夫！
楽しく意識をしていこう

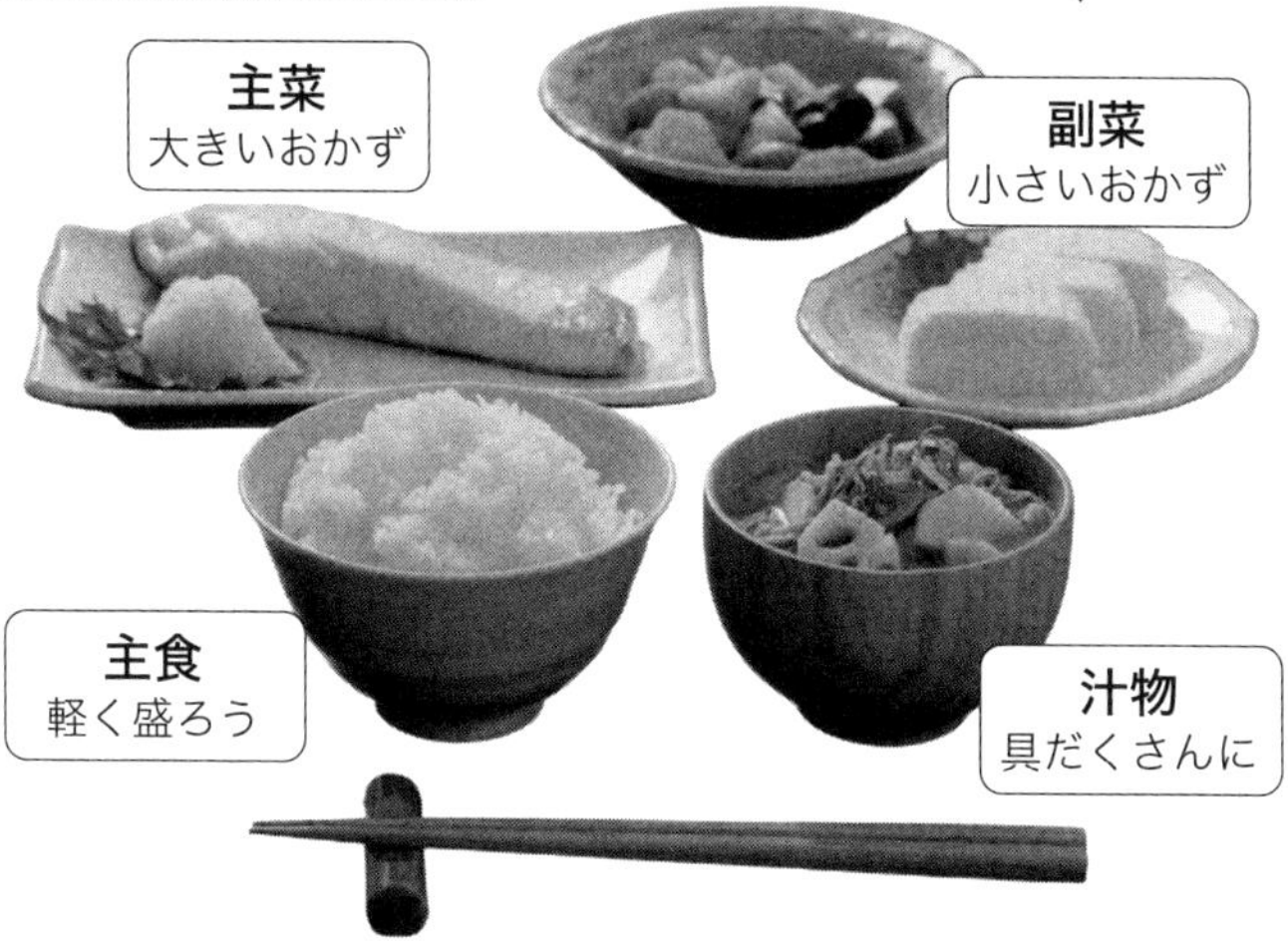

主菜
大きいおかず
副菜
小さいおかず
主食
軽く盛ろう
汁物
具だくさんに

主食

□ご飯（1膳弱）
□パン（8枚切り1枚
□麺（2/3玉くらい）
□芋類（1個：小）
（主食としての時）
※量は目安です

主菜

□肉
□魚
□卵
□大豆
（豆腐・納豆など）

副菜・汁物

□緑黄色野菜
（緑の濃い野菜）
□淡色野菜
（その他の野菜）
□海藻　□きのこ
□こんにゃく
□芋類（副菜としての時）

乳製品　**果物**

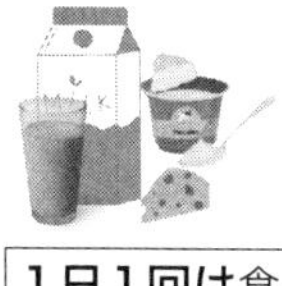

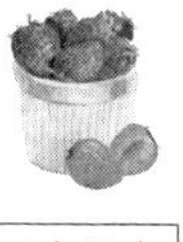

1日1回は食べよう♪

麺類・丼物

麺類・丼物は具材（肉類・野菜）をのせたら**主食・主菜・副菜が揃います♪**

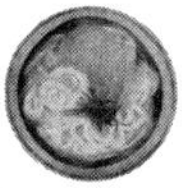

水分

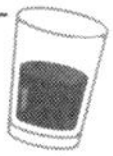

水分も大切♪
少しずつをこまめに飲みましょう！コップで6～7杯を目安に

もと思います。食生活もライフスタイルと合わせながら柔軟性をもってこそ、こころの栄養不足も軽減できていきます。そうなると、こころもカラダも喜び、代謝などの循環も良くなって

安心して食べるほど綺麗な自分になれる

に繋がっていきます。これまでも触れてきていますが、これが

こころとカラダは密接に繋がっている

の答えにもなります。大切なことは先に食べ物のカロリーや、その量を考える前に、

「**食べ物との向き合い方**」

だと思います。食生活も極端なことを避けられていかれたら全て、上手くいく！　このような流

れになっていきます。

食べる時に押さえておきたいポイント

食べる時のポイントとしましては、

・偏らないように（必然的にバランスが整い、たくさんの食材が味わえて栄養も摂れてきます。）
・ゆっくりと（できたら一回に十五回以上、噛むことを意識されると、脳の満腹中枢が程よく刺激されていくので必要以上の「早食」が防げていきます。）
・感謝して（感情に任せての暴飲暴食に繋がりづらくなります。）
・楽しく（その場の雰囲気が食べる喜びを感じさせてくれて、こころとカラダの空腹が同時に満たされていきます。）

これらを無理なく自分の歩幅で意識されていくことによって自然に、それらが当たり前になって必要な栄養素もバランス良く摂取できていき、こころとカラダにも優しく、それぞれの栄養が満たされていきます。そして「過食」「拒食」などに繋がる脳からの誤作動指令も起こりづらくなり、**自然に本来の「自分の適量」で「ごちそう様」に繋がっていきます**。こうなれば、もう安心！あなたのオンリーワンの体質改善ができていきますので時々（時には）食べ過ぎてしまっても、食べなさ過ぎてしまっても、また、できる時にこのような意識をもって無理なく楽しく食生活をしていけば、体重の増減に悩まされることもなくなり、太り過ぎてしまった人も、痩せ過ぎてしまった人も、本来の健康的な安心な体重に戻っていかれ**リバウンドも起こりにくくなります**。これが

「幸せ体質」

この体質に改善できたら、こころもカラダも疲れづらくなり、意欲もでてくるので行動の幅も広がっていきます。もちろん「無理なく」「できるとことから」「続けられることから」そして、自分で自分に優しく接していくような意識を持つところからでも、はじめられていかれたらと思い

ます。

ここまでは食べ物と、その向き合い方のお話をメインにしてきましたが続いて、そのことが「こころ」の栄養にも、とっても深く関連のあること。そこに繋がる「メンタル」そして、それらに関係する「脳内ホルモン」のお話をしていきますが、その前に…

ここで、体重で判断する

「太った」と「増えた」
「痩せた」と「減った」

この理屈をお話していきます。実は（すでに、ご存じの方も多いかもしれませんが）1kgの脂肪が定着して増えるのには約7000kcalが必要で、その脂肪になるまでも約2週間ほどかかると言われています。よく食べ過ぎた次の日に「太った！」と、そして食べなさ過ぎた時には「痩せた！」と一喜一憂される方がおられますが（私もそうでしたので（苦笑）、お気持ちは非常にわかります。）でもそれは、食べた物の代謝がまだ追いついていないことによるもので、一時の食べ物の重みや、排出されるべきものが、まだ体内に残っている状態の場合がほとんどです。ですから**太ったのではなく「一時、増えた」**だけではあります。人それぞれの体調のバロメーターもありますが、このように食べ過ぎを続けなければ「太る！」にはなりませんし、その逆の「痩せた！」は単に食べ物の重みが胃に入っていないので、体重が「**一時、減った**」だけなので、また食べていかれれば戻ってきます。ですので、これらが起こった時に、**すぐに「リバウンドした！」「痩せた！」と結びつけることは早合点でもあります**。この一時の体重の増減に振り回されないメンタルを保つことも、健康的なダイエットを成功させるカギになります。ただ、先ほども触れた「体調のバロメーター」は、それぞれの体質もあるので、ここを把握する上では毎日、同じような条件（服装、時間などで例えば、朝起きてトイレを済ませた後や、または夕食をされる前などで着脱した入浴前など）に体重を測られることは「体重の確認」というよりは「安心材料」には良いことだとは思います。日頃の平熱や体温を把握するのと同じ感覚でと。その測った体温も毎日、同じ条件や日時に測ったとしても同じではない時もあるように、体重も同じ様に変動はあります。私自身も今でも毎朝、体重測定をしてます。義務的な感じでもありませんし、もちろん忘れてしまう時もありますので、みなさんもそんな感じで**「気楽に！」**がポイントです。

ただ、1日に何回も測ると、その体重の数値の変動などに思考が覆われやすくなりますので、お勧めはしません。血圧もそうなのですが、気にし過ぎて何回も測れば測るほど、数値は上がりやすいと言われているように、行き過ぎた「測定」はメンタルにも影響がでやすいので今、この測定にはまってしまっている人は、少しずつ回数を減らせるところからと思います。

脳内ホルモンは思考を司る

メンタルにも関わるお話の続きになりますが、私たちの言動も行動も、そして、それを促す思考は脳の**「脳細胞からできている脳内ホルモン」**から司られています。そして、この脳細胞は口から食べる食べ物と、環境の中で自分の状態や、こころのもって行き方などからも栄養を得てきています。ですので、この脳内ホルモンはこころとカラダには、とっても大切になってきます。

その代表的なホルモンは

・セロトニン（幸せホルモン）
・コルチゾール（ストレスに関係するホルモン）
・オキシトシン（信頼を感じさせてくれるホルモン）
・ドーパミン（モチベーションを上げてくれるホルモン）
・アドレナリン（興奮感に関連するホルモン）

などなどがあります。これらのホルモンたちで作られる脳内を学級に例えると、クラスメートのホルモンたちが程よく栄養で満たされているクラスは、スムーズにホルモンたちがそれぞれの働きをするので、極端なアップダウンもなく、チームワークの良い安定した思考や感情の脳内学級になっていきます。逆に、栄養が偏っている（足らない）クラスは、ホルモンたちが暴走をしやすくなって、極端なアップダウンのある、不安定な思考や感情の脳内学級が作りだされてしまって学級崩壊になりやすく、こころとカラダの機能も乱れていきます。（次図をご参照ください）

ホルモンの脳内学級では…

栄養が偏りなく満たされている学級

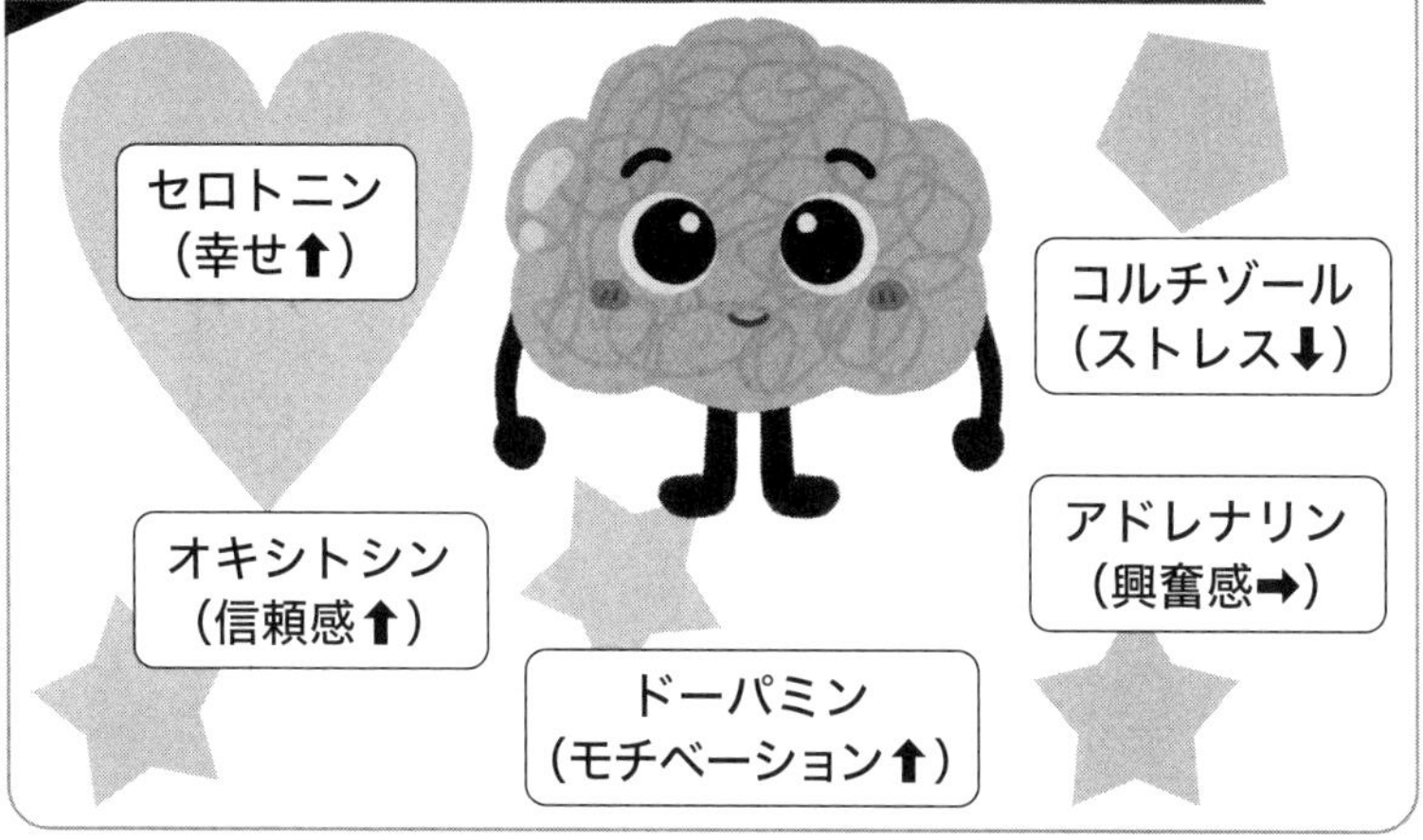

栄養が偏ってる(足りない)学級

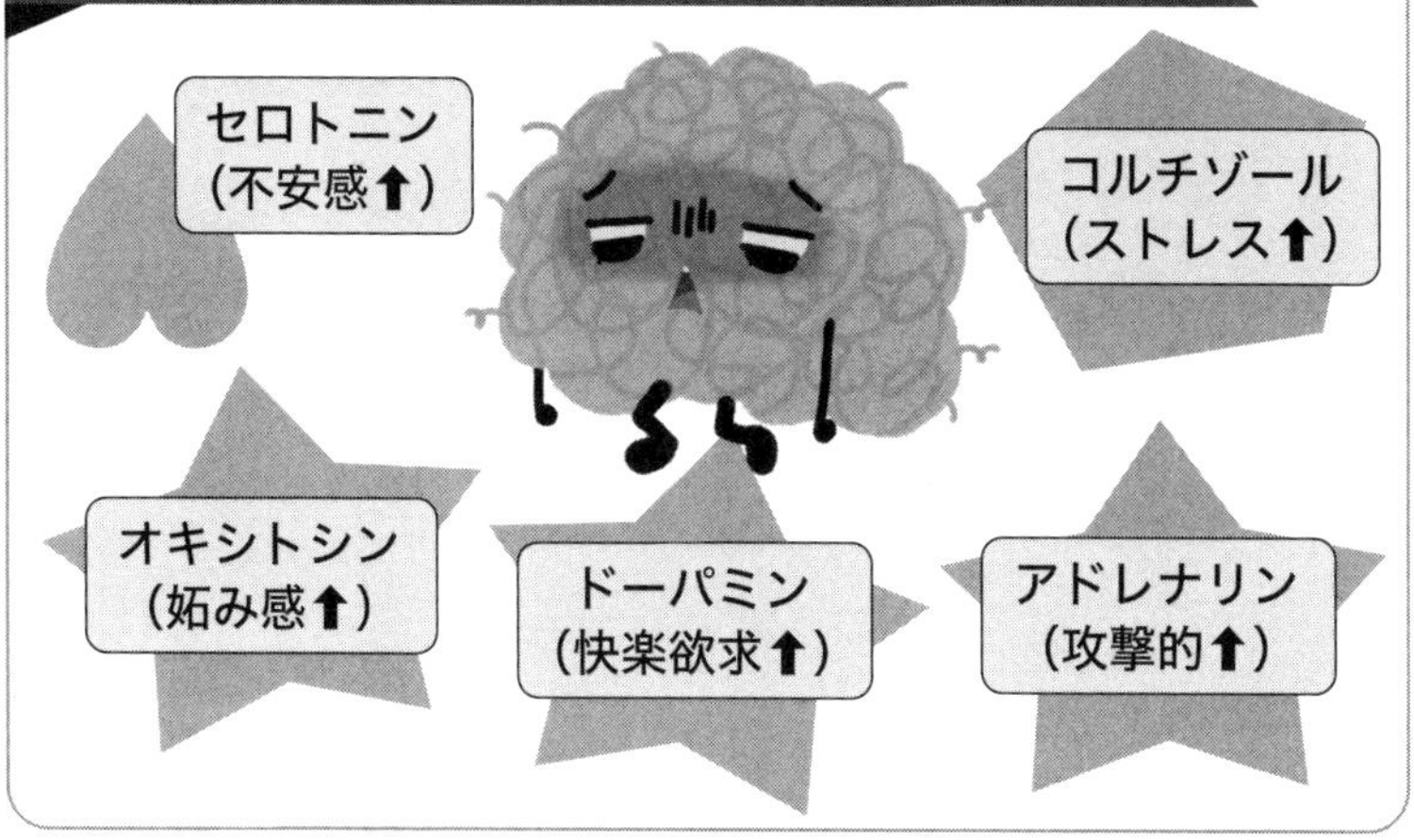

脳と腸の相関関係

みなさん、ご存じの通り「脳」は頭頂部に「腸」は下腹部あたりにありますが、この二つの臓器も体内では密接に繋がっています。よく腸は第二の脳と言われていますが、中には第一の腸とも言われている専門家の方もいます。それは人が、お母さんのお腹に命をもって宿った時に、脳より先に腸が作られるからとも言われています。そして、先ほど、触れた脳内ホルモンのセロトニン（幸せホルモン）は腸内で90％作られているとも言われていますので、この二つの臓器の相関関係は、非常に重要になってきます。

・こころの栄養が満たされると、カラダの栄養は減らない
・カラダの栄養が満たされると、こころの栄養も減らない

あなたにとって「こころ」の栄養は、なんですか？

その栄養でこころを満たしてあげていけば、カラダの栄養も減らないで満たされていきます。

こころとカラダのメカニズムを味方にしていくには

脳内ホルモンには、それぞれに必要な栄養と役割がある

エネルギー源の「糖質（ブドウ糖）」などを太るから、痩せたいからなどから食べない…や、減らし続ける…をされて偏りのある食事をされていくと、**脳はエネルギー源の糖質の確保のため、他の大切な栄養素のたんぱく質や脂質、そしてカラダの筋肉や脂肪などを糖質に変えてエネルギー源にするメカニズムがあるので（これを「糖新生」と言います）**脳内細胞の栄養環境がアンバランスになり、それはすなわち脳細胞から作られている脳内ホルモンの働きもアンバランスになって暴れやすくなります。そうなると

「脳思考の誤作動」

に繋がり、**本来はできる「正常な判断」ができなくなっていきます。**その中には「食欲」や「感情」の判断も含まれてきます。そして、このアンバランスが続くと、先ほど紹介したホルモンたちは、このような精神状態へと変化しやすくなっていきます。

・セロトニン（幸せホルモン）**↓減りだして不安を感じやすくなる**
・コルチゾール（ストレスに関係するホルモン）**↓増えすぎて常に緊張した状態**
・オキシトシン（信頼を感じさせてくれるホルモン）**↓嫉妬、嫉み感**
・ドーパミン（モチベーションを感じさせてくれるホルモン）**↓快楽を強く求めたくなる**
・アドレナリン（興奮を感じさせてくれるホルモン）**↓攻撃的に**

こころもカラダも「偏りのない食事とライフスタイル」で栄養が、それぞれに程よく満たされていれば、本来の働きをするホルモンたちなのですが食べ物や、そして感情などでこの「偏り」

があり過ぎると、**こんなにも変化しやすくなります**。だからこそ、この程よいを妨げる「**過ぎ**」が禁物になってきます。

何事も「過ぎ」が続くことに注意

私は、この世の食べ物で食べてはいけないものや、そして、やってはいけないことは毒や法にふれない限りは「ない」と思っています。心穏やかに、そして楽しく食べたい物を食べて、やりたいことをする！　ただ、そこに「過ぎ」が禁物なのだと思います。

「やり過ぎ」「やらなさ過ぎ」の「過ぎ」は、どこかで自分の「こころとカラダ」の中で無理やストレスをかけていきます。そうなると気分も不安定になり食生活や日常でも、これまでのお話のように悪影響が出やすくなります。こころとカラダのメカニズムを整えていくには、この「過ぎ」が今の自分に必要以上に続いていないか、今一度、振り返ることも、自分を大切にすることになります。

こころとカラダに適度の栄養を循環させていくには

第2章でも、これまでも私の経験を通してもお話させていただきましたが

「こころとカラダは密接に繋がっている」

こころとカラダは繋がっているからこそ、どちらの栄養も**無理なく偏らないようにしていくこと**で、こころとカラダは適度に栄養を循環させてくれます。どんなに素晴らしい食生活だと信じてされていたとしても、それが常に無理やストレスになっていたら「こころの栄養不足」に。

日常の中で、食べなさ過ぎることや、そしてそこに何かの栄養素（多くは糖質や脂質）を避けるなどの偏りが過ぎることが続けば「カラダの栄養不足」に。そして脳（こころ）とカラダ（機能）は繋がっているので、スムーズな思考や体内での循環も滞りやすくなります。

「食べないダイエット」などをされると、私たちのこころとカラダは異変を感じて、何かがあった時の備えのために代謝を落とす（代謝に必要な栄養源がなくなったら動けなくなるから「省エネモード」に）、または、カラダに脂肪をためこもうとする（脂肪を備蓄にして、もしもの備えする）メカニズムもあります。

それは、**私たちの「脳」が一番、最優先していることは「生きること」だからです。**

女性のダイエットで、よく生理が止まってしまうこともありますが、これもまた脳が異変を感じて生理よりも「生きる」を優先させるために、これらのことを発動しているからです。すなわち「生理を起こしている場合ではない」からです。

他には、そんなに食べていないのに、血液検査などでコレステロールなどの脂肪に関する数値がなぜか高い…このようなこともあります。このことは「痩せ型肥満」とも言われているのですが、こういう結果がでてしまうと「肥満」という言葉のみに反応をしてしまい、さらに「食事を減らす、カロリーを減らす」などの思考に脳は覆われていきます。この時も、こころとカラダは繋がっているので、こころはストレスを感じて（我慢をしていることになるので）これらの反動で、例えば「一口を食べてしまったら食欲が制御できなくなる」に繋がり過食傾向に。これは、ストレスが続くと必要以上に食べ過ぎてしまうことが、みなさんも経験があるかなとは思いますが、それが極端にでてしまった状態になります。

そしてストレスを感じ過ぎていくと、ストレスホルモンのコルチゾールが必要以上に作られていくので、幸せホルモンのセロトニンは減っていく。すなわち「こころ」は、いつも不安などに覆われやすくもなります。このコルチゾールが作られるのは「副腎（二つの腎臓の上に、それぞれある臓器）」なのですが、コルチゾールがたくさん作られてしまうと、この副腎も疲れてしまい（これを「副腎疲労」と言います。）副腎は、他にもカラダに必要な免疫ホルモンなども生成していく大切な臓器でもあるので、その影響からも「こころ」はもちろんですが「カラダ」の不調にも繋がりやすくなります。

このように、こころとカラダのメカニズムを「知らない」と「知っている」では「天国」と「地獄」というくらいの差がある！　と言っても過言ではないと思います。自分のこころとカラダのためにも「意識する」「意識しない」では、その後の予後も大きく変わっていきます。ですので、どうか日常生活で

・食べ物の偏り過ぎ
・頑張り過ぎ
・我慢のし過ぎ

に自分自身が今や、今までも、なってしまっていなかったか、やり過ごしてしまっていなかったか…を見つめなおしてみて、もしその時に何か気がつくことがあったら

自分で自分を大切にする気持ちから、少しずつでも大丈夫。自分の歩幅で素直に、できるところから自分を労わるように整えていかれて欲しいと思います。

こころとカラダが整ってくると食生活も日常生活も程よいペースになるので、必要以上のストレスや食べ過ぎ、暴飲暴食などに繋がらなくなります。そして、食べ物から摂取する栄養も偏り過ぎなければ、その栄養は本来の持ち場（適材適所）で働きをしていくので味方になってくれます。そのことで**体内の内臓にも負担をかけ続けていかない**ので、体調も良くなっていき調子も良くなって

・カラダが元気になれば、こころも元気になる
・こころが元気になれば、カラダも元気になる

そこから、あなたの叶えたい方向へと進みやすくなっていきます。

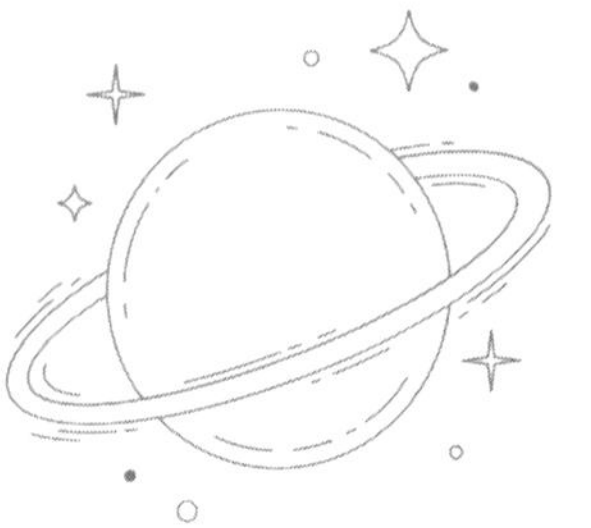

第5章

「食」で辛い症状のケース別・整え方

そもそも摂食障害って？

正常な食欲の判断ができなくなってしまった脳思考

みなさんは、「摂食障害」を今、どのように捉えていますか？

・私も、もしかしたら摂食障害なのかな？
・私はダイエットは繰り返しているけど、そこまではないかな？
・なってしまったら、もう治らない病気？

などでしょうか？

摂食障害は、「食」を食べることに対して精神的なことから、そして何かしらの要因から**自分の**

意志ではコントロールできない食生活の状態全般の総称です。

精神的な状態としては

・食べずにはいられない
・食べられない
・常に体重と体型が気になり食事制限をしてしまっている
・頭ではわかっているけど、食行動が伴ってこない
・平均以下の体重でも、自分は「太っている」と感じてしまう
・常に食事に対して、こころもカラダもしんどい
・わかっていても「過食」「拒食」が止められない
・１００g単位の体重増加でもパニックになってしまう
・自分の容姿に自信がもてないから、とにかく「痩せたい」が頭から離れない
・痩せていないと、安心できない

などがあります。

そして行動症状としては

・**拒食症**（神経性痩せ症）↓極端に食べない・痩せ願望・偏食

・**過食症**（神経性過食症）↓極端なむちゃ食い・気晴らし食い・偏食

・**過食嘔吐症**（自己誘発性嘔吐）↓太ることを恐れて意図的に食べた物を吐く。根源は拒食や過食傾向から

・**チューイング**（噛み吐き行為）↓飲み込まずに吐きだす。ストレス食べなどからの太りたくない思考から

などです。その他、メディアのあふれている情報から何かしらの要因で極端な「偏食」になってしまった結果として、拒食もしくは過食になってしまう状況もあります。ダイエットや健康志向などから繋がってしまうことも多く、自分自身では気づいていない場合もあります。非日常的な食生活なので、こころとカラダは常に不安定な状態で、こころとカラダの状態もアップダウンが

目立ち、不快感、体調不調などの辛さ苦しさを常に抱えやすくなっていきます。

0か100！　極端な考えに脳は覆われていく

「食」に拘りが強くなると、そこが思考でも縛られやすいので考えが頑なになりやすく、柔軟性がでにくくなります。

そうなると、第3章でもお話させていただいた「0か100か」や「白か黒か」みたいに、はっきりしないと安心できない気持ちになりやすく、心身や精神状態が何であっても、その思考を貫こうとしていきます。

でも、こころのどこかでは、

この状況や、この考え方から抜けだしたい…

と感じてはいるけど、脳の思考が頑なな考えに支配されてしまっているので「**いろんな考え方がある**」**と言った柔軟的な思考が育たずに、固執したメンタルの状態になっていきます**。ですから例えば、どんなに痩せていても

「**もっと痩せなければ**」

と自分にムチを打ち続けてしまい、本来は食べても安心な食べ物でも「食べたら太る」とストレスがマックスな思考に繋がっていきます。このように振り返っていくと正直、とても怖いですよね。でも、ここをやり過ごしたままでは、これらのことが続いていってしまいます。

そして、一度でもダイエットを考えたことのある方、または何かのストレス状態に自分を「さらし続けている」方も、決して他人事ではありません。摂食障害と日常は、その道を少しでも間違えると**隣り合わせ**でもあります。ですので、誰でも起こり得ることでもあります。

私の十代の時の実経験も冒頭にお話させていただきました通り、私も自分が結果的に摂食障害になるなんて夢にも思わずにいました。みなさんにも今、摂食障害が増えてきている、この現代社会の現実を受け止め、一度立ち止まり、こころとカラダを栄養で味方にできていけるようなライフスタイルを意識していただけたらと思います。今、食生活が充実されている方も摂食障害は他人事ではなく「隣り合わせ」ということを忘れないでいただきながら、何かを改善したいと思われた時、食べ物を制限するなどからではなく**食べ物を大切に思う気持ち**で召し上がっていっていただけたらなと思います。

カラダだけではなく「こころ」が辛く苦しい

「0か100」「白か黒」思考でも、こころが辛く苦しくなければ、それは個性でもあるので問題はないと思います。ただ多くの方々が、この思考になると「こころ」が辛くなっていきます。なぜならば、その望む結果にならないと安心できないので、どこまでも、その思考を追究してしまい、同時に周囲の目も気になったりと、どんどん、こころを閉じ込めやすくなって、気がつけば、いつも心身は緊張状態で疲れ果ててしまいます。

そして、そのことからネガティブな思考になり「疎外感」も感じやすくなることから、そんな状態でも、その不安感から抜けだそうとして、もっともっと自分を追いつめていってしまいます。しいては日常生活も脅かされていきます。

私たちは口から食べる食べ物を栄養として生きています。

ですので、その循環が阻害されていくとは、繰り返しになりますが、**こころとカラダは密接に繋がっているので、体調だけではなく、こころ（感情）も苦しくなっていきます。**

今、この本を読まれている方の中で、このように辛さを今、抱えておられる方がいらしたとしたら、こんな結果になることを求めていたわけではないですよね。

この後のお話では、**私が実際にカウンセリング栄養コーチとして携わってきた、それぞれの「食」から辛さに繋がってしまった方々をケース別にお話をしてまいります。その前にみなさんに、お伝えたいしたいことがあります。**

摂食障害になられる方は「本来の自分は、とっても素直で優しい。誠実で真面目な方が多い。」です。

私自身も摂食障害が十五年でしたので、自分で自分のことを言っているようで、お恥ずかしいのですが（苦笑）今、ご自身が摂食障害と感じられているとしても、どうか「**自分を責めない**」であげて欲しいと思います。

あなたは、何も悪くありませんのでね。これまでにも触れてきていますが「日常」と「ダイエット」は「摂食障害」も隣り合わせなので、ちょっとしたきっかけでも誰でもなり得ることでもあります。大切なのは、その辛さに直面した時の「**こころの拠り所と、そのこころのもって行き**

方」なのだと私は思います。どうか、あきらめないで、これからは**「生き生きと過ごしている自分を想像」**されていって欲しいと思います。大丈夫ですからね。

拒食傾向

きっかけのパターンを知る

拒食傾向になる方には、それまでの生活から何か一変するような「きっかけ」や「出来事」があったり、または知らず知らずにストレスを感じている日常を積み重ねてこられた方々に多いように思います。ですので、本人は

「なぜ私が？」

という感じになることもあります。また、これまでにも触れてきていますが、拒食状態が続いていけば食べ物からの栄養も不足していくことからも、**ますます思考が混乱してしまい正常な食事の判断ができづらくもなります**。これらは、安易にはじめられた「食べない」「極端」「偏りがある」こういったダイエットをされてきた場合にも見受けられます。まずは、これらの辛さになった「きっかけ」に寄り添うことが大切になります。そして、その時の自分を責めずに、自分を受容してあげられるように。そこから

「自分には、こういった考え方の傾向やパターンがあるんだなぁ〜」

程度に自分自身を振り返ったり、思い浮かべていただくだけでも大丈夫です。よく、その原因や要因を探求していかれる支援もあるようですが、これも先に触れていますが脳は「ストレス」を感じ過ぎると「こころの栄養不足」に繋がりやすくなりますので人によっては「合う・合わない」があるかもしれませんね。振り返ることは、もちろん大切ですが、ここでも「過ぎ」ないように「私は、これかな？　今の私の辛さに繋がってしまったのは？」くらいからと思います。や

はり「なぜかな?」はザックリでもわかっていないと、それもまた不安になりやすくなります。私たち人間は実はとってもデリケート。だから、決して「自分や他の誰かだけが悪い!」などの犯人捜しをするのではなく、まずはどうか、そんな中、今まで頑張ってきた自分に

「えらかったね。私、本当によく頑張ってきたね」

と特大のエアーハグをしてあげてくださいね。自分で自分を責める必要なんて、まったくありません。誰にだって起こり得ることです。そして、そうハグをしてあげると、ストレスや不安で覆われていた「こころ」が少しずつ和らいでいきます。**できない自分に苛立つことはなく、今のありのままのあなたも「大切なあなた」です**。今、何かに思考が覆われているのであれば、それらの要因と闘おうとせずに、その思考に寄り添ってあげましょう。そうしたら、あきらめなければ、もうひとりの自分がもうひとりの自分に今、できることのヒントを教えてくれやすい思考になっていきます。

そして、できるところから、あなたの歩幅で一歩ずつ歩んでいきましょう。この後に私のクライアント様の実例をお話させていただきますので、参考や何かのヒントにしていただけたらと思います。決してあなたは、ひとりではない。を感じてもらえたらと思います。でもあくまでも、これはケースの一つです。自分と比べたりして優劣はつけないようにしてくださいね。何度も言いますが、あなたはあなただけの「大切なあなた」オンリーワンですからね。

◎実例

拒食傾向歴二十五年　四十代　女性（仮名Ⓗさん）

発症は十五歳くらい、当時は運動部でその成績も優秀。部活中に体型維持でダイエットを開始。体重が減り続けていく。ただ痩せたことの危機感はあまり感じられていなかった。この時、体重は30kg台。

その後、生理がくることもなく痩せ過ぎているので周りの目もあることから、いつもよりは食べようとはされていたそうです。でも、その時に食べようと思っても思うように食べられず、そして、この状態でも「食べたら太る」という意識ができてしまい、不安な気持ちで頭は覆われ続けていたそうです。そして体調不調も続き、体力の限界や、また人間関係そしてメンタル面でも、ご相談当時は、とても生きづらさを感じられていました。

私のコーチングでは、まず今のⒽさんのお食事内容を、Ⓗさんのペースで聞き取りをしながら、その時のお気持ちに寄り添い、できるところからⒽさんが食べられる食材から少しずつ増やされていけるようにアドバイスをさせていただきました。でも、このアドバイスはあくまでも「できたら」が前程です。「食べれば大丈夫」的なマニュアル通りのような感じや無理は、返ってこころを疲弊させてしまいますので近道のようで遠回りになります。雑談をいれたり、時には食事指導もお休みしたり、オンラインで「こころ」の疲れを緩和していかれるような会話をさせていただきながら伴走していきました。摂食障害はよく「メンタル面」だけがクローズアップされやすいのですが、私たちは

「食べ物を食べて、生きている」

ここも事実なので、食べられる物からでも、食べていくことは大切になります。そこに不安があるのであれば、ただ勧めるのではなく本人の安心感に繋がるように。そして、そういう気持ちになれたら、そんな自分を自分で許可できていくように。食べた時に、自分に罪悪感だけを覚えるのではなく、食べられたことが自信に繋がっていけるように。食べ物は敵ではなく味方ということをⒽさんの歩幅に合わせて無理なくアドバイスを続けていきました。

例えば

「卵や豚肉はカロリーやコレステロールがあるから怖くて食べられないけど、本当は嫌いではない」

の場合は、卵は1個くらいなら「コレステロール」より「栄養」。豚肉は脳内ホルモンの栄養となる栄養素もたくさん含まれているから、食べ過ぎなければ味方。こんな感じに、「知識」や「学ぶ」などからだけではなく、安心できる難しくない栄養学的な理由を、ゆったりとした雰囲気を心がけて、お話していきました。みなさん、口に入れる食べ物の「本質」がわからないと不安でカロリーなどだけにフォーカスしやすくなるので、こころをゆるませながら不安要素を取り除いていけるようにと。ですので「ガリ勉」とかではなく、Ⓗさんのペースに合わせて「ゆる勉」をしていきました。

その後の一年後くらいにはⒽさんは当時、ご飯は一口くらいしか食べられずにいたのですが、ご飯をお茶碗（普通サイズ）1～2杯、おかずも一般的な1人前を3食、自然に食べられるようになっていました。そして何より

「安心して食べられている。とても美味しい。食事が楽しみ」

このように「食べ物」が敵ではなく「味方」になられました。体重も程よく増えて、それでも

一般的には痩せ型の体重ではありますが、体調不調などが戻ったり、食べた後の罪悪感で苦しむこともなく、その後も維持ができているそうです。体力もつかれて、今は転職された職場で頑張られています。

主食を一口からでも安心して食べてみよう

拒食傾向の場合は、命に関わる深刻な場合を除き、まず食べられる物を怖がらずに一口からでも安心して食べることができてくると、それが自信に繋がりやすくなります。ここで、くれぐれも頑張り過ぎないことも私のコーチングでは大切にしています。無理をして頑張り過ぎると、それが不安を増長しやすくなるからです。返ってストレスや不安もリバウンドみたいに戻ってきてしまうのでⒽさんさんのように食べることの不安感を、安心感に繋げていくことが最初の一歩です。それらが落ち着いてきたら、また一口と無理なく増やしていくことで、不安を安心で上書きをしていきながら積み重ねていく。こうすることで、こころとカラダが整っていきます。カロリーより栄養。そして、まずはカラダの栄養と、こころの栄養の二人三脚！　ここがポイントです。

Ⓗさんも、このことを私と一緒にやっていきました。ひとりでは不安な時は、あなたの気持ちをわかってくれている身近な人に甘えても良いと思います。あなたが正直に素直に穏やかに、胸のうちを打ち明けられたら、あなたの信頼する人も、きっとわかってくれると私は思います。勇気をだしてみてくださいね。もしかしたら、時間はかかる時もあるかもしれませんが大丈夫！　一歩一歩をあきらめずにいけば、その積み重ねが叶えたい先の道に繋がっていきますのでね。

過食傾向

その衝動のスイッチが、何かを知る

この「過食」は「食」を拒む「拒食」より自分はそうかな？　と感じられる方も多いのではないでしょうか？　こちらも言葉の通りに「食」が「過ぎる」という意味合いなのですが、なぜ、この「過ぎてしまう」になってしまうのかのルーツを振り返ってみることも大切です。そして、自

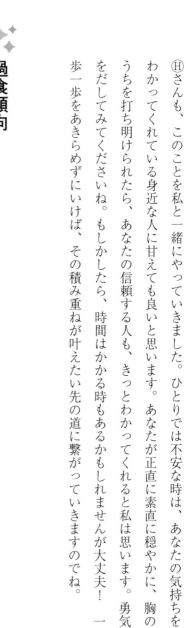

己誘発的に吐き出したりしない過食は「**非嘔吐過食**」とも言われてはいます。

①ダイエットの反動によるもの
②イライラするから
③不安や寂しさを紛らわしたいから
④気がついたら知らず知らずに食べ過ぎていて、ストレス全般のはけ口みたいになっている
⑤太りたくないから食べないようにしようと思えば思うほど、食べてしまっている

などなどかなと思います。どれか一つの方もいれば、複数個でしたり全部の方もおられるかもしれませんね。ちなみに私は①〜⑤全部でした（苦笑）。ですので、その衝動のスイッチがどこの部分（どんな感情の時）にあるのかを無理なく自分リサーチをして、その部分の気持ちを和らげていくことが大切になります。そして過食もまた「止まらない」この思考も改善していくこともポイントになるので、丁寧に自分と無理なく向き合い、自分でも自分に寄り添ってあげて欲しいと思います。

「過食」は根性や精神論で止めようとしてしまいがちになります。それは逆にストレスを上げて反動やリバウンドを呼びやすいので（これは、本当は食べたいから）日常の環境からストレスを緩和していくことも効果的ではありません。この「過食」の状態が辛いとしたら、それらをやり過ごしたり、放置をしたりすると悪循環に入りやすくなり「食べなければいい」と考えてしまって食を拒む、お話してきたような「拒食」になりやすく精神的にも参ってしまう、そして気分も落ち込んでしまって、こころの風邪のような「うつ傾向」に。そして、その不安の矛先から**食べたい気持ちを抑えられずに、でも「太る！」という不安から「過食嘔吐」「チューイング」など、食べた物を吐きだす等の行為にも繋がってしまうことも多々です**（この過食嘔吐とチューイングのことは後ほど触れていきます）。そして、この場合、どこかで手を打たないと私の過食嘔吐の経験のように長年になってしまう場合もあります。ですから今回はこの、きっかけになりやすい「非嘔吐過食」といわれている「過食」の実例を挙げていきながら参考やヒントにしていきましょう。

◎実例

過食傾向歴一年　二十代　女性（仮名Ⓨさん）

Ⓨさんは私にご相談された時は50kg台で、自分の意志に反した過食に悩まれて一年経過した頃でした。その前に軽い気持ちでされたダイエットで、35kgまで痩せてしまい拒食傾向になられて入院。入院治療で40kg台に戻り、その後、退院されました。しかし、その後は食欲が以前よりも増進していってしまい自分では自制できなくなっていかれたようでした。当時、大学生でしたが通学もままならず、とても苦しまれていました。50kgを超えてきてしまった時、これからも、どんどん太っていってしまうのではないかと、怖くて不安でたまらなかったと訴えられていたことを今でも鮮明に覚えています。そして願いは「今の、この辛い気持ちから解放されたい。そして体重がこれ以上、増え続けないようにしたい。できたら40kg台になって安心していたい。」とお話されていました。

実はⓎさんに限らず、このようにダイエットでの体重減がエスカレートしてしまい拒食に陥り、その後、反動で過食に、そして体重増加での不安から自己流の食事制限をされていく。でも、努力とは裏腹に体重が落ち着くどころか増えていく、さらに、こころも辛いまま苦しまれる方は、私のところに相談に来られる方だけでも非常に多くいらっしゃいます。ここでも誤解のないようになのですが、例えば拒食傾向で入院されても体重が順調に増えて、そのまま栄養改善が上手くいって維持もできている方も、もちろん、いらっしゃいます。ただ、多くの方々は、それまでの背景や低栄養状態が根深かったりするので「体重だけを増やす」だけを目指してしまうと「こころ」の部分を置き去りにされやすいので、その後、また、先ほどお話した自己流の食事制限で悪循環に入りやすくはなります。そのことで精神的症状（不安や落ち込み、イライラ）も強く出現しまい、叶えたい方向にと頑張っている（きた）はずが上手くいかずに、メンタル面でも主治医の判断で処方されるお薬を服薬されている方もおられます。

私が今、このことをお伝えしているのは単なる「過食」ではなく、それまでの背景が、この「過食」を呼びやすくしてしまい、メンタル面でも自己コントロールが難しく、こころはいつも辛い状態になりやすいということをお伝えしたいからです。「ダイエット」や「拒食・過食」の時に体重の増減だけにフォーカスしていくことは、時として、とても危険なことだということを、みなさんにも今一度、知っていただけたらと思います。

「摂食障害の症状もまた、それぞれ密接に繋がっている」

ですので、体重だけに関係する食事コントロールだけの問題ではなくなってきます。ですからダイエットをされる時は、目先の体重減だけにフォーカスした極端な偏りのある方法やカロリー計算に重きを置いているダイエットは、このような摂食障害等の症状がでやすい。という気づきにと思います。

Ⓨさんは私と会話をしている時、とてもチャーミングな方でした。でも、当初はその笑顔には無理があったことに私はすぐに気づきました。ですから気持ちに寄り添い、不安と感じている部分のお食事内容を拝見させていただきながらⓎさんの歩幅に合わせて、できるところからのアドバイスをしていきました。

コーチング開始前のお食事内容は、多分、情報で良かれと思われているお食事内容だったとは思います。主食と脂質が極端に制限されていて、肉類は「とり胸肉」魚類は「赤身のお刺身」がほとんどでした。1日の総カロリーは1000㎉くらいでしたが体重は思うようには減らずに、そしてその反動から甘い物が極端に多くなる日もありました。

その度に自分を責めてしまう。この繰り返しだったので、こころとカラダの内側の状態もアンバランスに、そして反動も繰り返しているので体重は減ることはなく、そのことから、また、食事の制限が加速する。という悪循環な状態ではありました。ですから反動がでてしまうのは、これまでもお話してまいりましたが、こころとカラダのメカニズムを不安定にさせる極端な糖質(主食抜き)やカロリーの制限からくるものなので、まずは一口からでも「主食」を食べていけたら良いね。と、ハードルを上げ過ぎないようにコーチングをさせていただきました。

でもⓎさんは、「白米は怖くて食べられない」と、その気持ちを素直に私に伝えてくれました。入院先の病院では無理にでも食べないと怒られてしまうからと食べていたけれど本当は気持ちがついていかずにいて、食べたくなかった。とお話してくれたので、では「玄米では？」と聞いてみましたら、それなら「いけるかも！」でした。

ここ！　なんだと思います。一つがダメでも、気持ちに寄り添い、他の視点からも模索をしていくことで「無理！」と思っていたことでも世の中には、たくさんの食材がありますので突破口は見つかるものです。ご自身の中では食べ物に「良い悪い」があるかもしれませんが、その中でも同じ種類や分類などから食べられそうな食材や、または、今、食べられないと思っている食材よりは安心感に繋げられる食材は意外にも見つかり、自分の中でもヒットすることも多々あります。

そしてⓎさんは1食から、ご飯茶碗半分の玄米飯をはじめられて体重はすぐには変動はありませんでしたが、増えることもなく、メンタル面も少しずつ落ち着いていかれました。安定してきたら次は、ご飯茶碗で軽く1膳に、続いて1食から2食にと、Ⓨさんの日頃の頑張りを見守りつつ、そこに無理が過ぎていかないように進めていきました。メンタル面のアップダウンは時折ありましたが、その気持ちに寄り添いながら「こころの栄養」が減らないように雑談もいれながら、リラックスできるように意識していきました。そうしていく中で、怖くて不安でできていなかった、ご家族やお友達との外食もできるようになり、デザートも食べられるようになっていきました。今でも覚えていますが…

「ふみさん！　とっても楽しくて美味しかったです！　久々です！　こんな気持ちで食事ができたのは！」

と。私も本当に嬉しかったです。まず大切なことは「体重」にフォーカスする前に「こころ」なんですね。この「こころ」が落ち着いてこないと、まず、こころとカラダのメカニズムが整いづらくなります。Ⓨさんも頑張っているのに体重が減らないことで時々、落ち込まれていましたが、まずは「こころ」を整えてからと丁寧に関わらせていただきながら不安感が安心感に繋がるように、時には面白おかしく食事指導をさせていただきました。人は制限をされ過ぎたり常に緊張をしていると、その反動がでやすくなるので、例えば

「これしか食べられない」
「これ食べたら太るかなぁ？」

こんな風に思うと余計に食べたくなってしまったり、その時は制限ができたとしても、後で食べたい気持ちが抑えられなくなっていきやすくなります。そして、また根性などで食べないことができたとしても、それは「拒食」にも繋がりやすく、その反動からまた過食を繰り返す悪循環になります。ですのでⓎさんの時も、先に

「美味しく食べる許可」

を自分にしてあげられる意識になっていけるように、そして、ゆっくりと感謝して食べるようにしていくことで、すぐには上手くいかなくても徐々に、こころとカラダのメカニズムが、行き過ぎたストレスから解放されて整い、ちゃんと本来の適量を教えてくれるようになります。そして

…気持ちの良い

「いただきます」からはじまり
「ごちそう様」に繋がっていきます。

そしてⓎさんは、食に対しての辛さや体調不調が少しずつ軽減されて通学もできるようになり、ライフスタイルも充実していかれました。もともと太り過ぎていたわけではないのですが、あれだけ「体重」「体型」「カロリー」が頭から離れずに苦しまれていたのに、この頃には、ほとんど気にされることはなくなり、そして体重も増え続けることもなく（これが安心感にも繋がってい き、こころの栄養に）食生活も極端な制限などをされなくなり、レパートリーや食べられる物も自然に増えて、楽しまれながら過ごしていけるようになりました。

ここでも大切なことは、

本来の正常な判断に戻っていったことです。

私のところにご相談にこられる「過食傾向」の方は、実は「太り気味」の方よりも、「痩せ気味」の方が多いように思います。それは

単なる食べ過ぎだけが原因ではないからです。

ここが「こころの辛さ」にも繋がってしまう場合があるのが、ダイエットの落し穴でもあります。でも、あきらめなければ必ず、この落し穴に落ちたって元気にのぼれていきますからね。こころとカラダのメカニズムを整えていかれれば叶っていきます。

食べ物以外に満たされる領域を作る

「過食」の場合は食べ物に意識が向き過ぎて「過食スイッチ」に繋がりやすくなります。まずは、

その意識が、別の安心感や楽しみで満たされていけるように、そこに領域を作り楽しめる時間を増やすことで「食べ物」以外のことが、こころを満たされてくれるようになっていきます。

Ⓨさんの場合は、私とのコミュニケーションの中で、某アイドルグループのファン（いわゆる「推し」ですね♡）でしたので、その会話もたくさんしていきました。そのことで繋がるワクワク（例えばコンサートに行くことなど）に意識を向けていって「こころの栄養」にしていきました。

ここで注意点が一つあるのですが、こういうことを連想していくと「自分を他の誰かと比較し過ぎてしまい、優劣をつけたくなる」時もありますので、そこは

「あなたはオンリーワン！」

ここを忘れないようにと思います。なんでもいいのですよ。自分が好きなこと、楽しいこと、夢

中になれることなどでと思います。すぐに思い浮かばなければ、小さい時に好きだったことなどを童心に返ったつもりでされてもと思います。

例えば、私は「折り紙」が好きだったのでイライラした時は、よく折り紙を折っていました。そんなの意味あるのかなぁ〜？　と半信半疑な方もいるかもですが夢中になれること、ワクワクすること、好きなことって、「こころの栄養」になっていきます。ふと、リラックスして楽しく思いだしてみてくださいね。好きな曲、好きなドラマや映画などからでもと思います。「これはちょっと…」と思うことだったりしても、やってみると意外に楽しかったりします。せっかくの人生ですので、いろんなことに触れてみてくださいね。それが自分の自信や楽しみ、励みに繋がっていき、「食」「体重」「体型」などに囚われ過ぎない日常生活のリズムが無理なく作れていきます。

※拒食・過食の繰り返しからの自己誘発的な「過食嘔吐」「チューイング」とは

ここで食べ物を過食による嘔吐目的で食べた後に自己誘発的に嘔吐をする「過食嘔吐」そして、食べた物を咀嚼して呑み込む前に吐きだす「チューイング」のお話をしていきたいと思います。

もしかしたら衝撃を受ける方もいるかもしれません。でも、ここに目を背けずに、このような行為で「食」で辛さを抱えている方がいることを、この行為に至らない方でも「隣り合わせ」でもあることを知っていただきたいと思います。

そして現在、このような状況を抱えている方にも、その行為を振り返った時、「本当に、このままでいいのか」または、本当は抜けだしたいけれど自己コントロールができない方にも振り返っていただいて本当に今、自分がすべきことなどの何かの参考やヒントになっていただけたらと思います。

私も、これまでにも触れさせていただいているように過食嘔吐歴十五年でした。ここで、あえて、この二つの症状を「拒食傾向」や「過食傾向」と同じように、分けてお話をしないのは**この二つの「過食嘔吐」と「チューイング」の症状と「拒食」「過食」もまた密接に繋がっていて、でも、その経過や状況・状態はそれぞれだからです。**

一般的に言われている「過食嘔吐」と「チューイング」は根本的には、この「吐きだす」という部分の思考は同じで、「太りたくない」という気持ちから食べ物（カロリー）がカラダに入って吸収されたくないという気持ちからだと思います。この行為は私も「過食嘔吐」で経験しましたが、はじめは「したくてする」というより、たまたま、食べ過ぎてしまった時（過食）吐けてしまったことによることが多く、その時に、この「食べたことによる太る不安」から一時的に解消されるので、一時でも安心できてしまうことから、その後も続いてしまいやすくなります。

ただ、食べたい物を食べたいだけ食べられる分、その後は「吐かないと！」的な思考に覆われてしまうので、もはや「美味しく食べる」からはかけ離れていき「吐くために食べる」「急いで食べないと太っていく」と脳裏が暗示されていくので、吐くために食べる「暴飲暴食」になるのがほとんどです。

そして、この「過食嘔吐」は自己誘発な行為なのでその後、とても苦しい心身の状態になります。そして、その「過食嘔吐」の「嘔吐」ではなく、食べ物を呑み込む前に「吐きだす」この行為がチューイングと言われています。この二つの症状はダイエット・拒食・過食の経過を経て、さらに不安・ストレスを伴う状況が過剰に続いたことによる二次的症状でもあります。これまでも、お話してきた「こころとカラダの栄養不足」からさらに、こころとカラダにダメージを強くもたらしていきます。

少し怖い気持ちになってしまった方もおられると思いますが、そのままにしておくと長年にわたり、この状態が続き、こころもカラダも、とても苦しく辛い状態になっていきます。ですので、この症状に寄り添ったお話を、この後にしてまいります。

■過食嘔吐

過食後に、その呑み込んだ食べた物を吐きだす行為です。ですので「過食症」からくるものでもあります。食べたい気持ちと、吐くことを前提に食べていきます。そして、「早く吐かないと太ってしまう」という恐怖心から食べるので、たくさん食べないと「自己誘発」では吐ききれないと感じ、かなりの量を早食いで過食していきます。

ですので、この「過食」の症状が治まれば「過食嘔吐」も軽減がしてくるのですが、「過食」の改善過程と少し違うのは「**吐けば食べられる**」「**吐けば太らない**」この「吐く思考」がプラスされていることです。でも、考えてみてくださいね。この「吐けば食べられる」ということは、食べた後に「吐く」という行為がセットになるということなのです。

これまでにもお話してきた「食べ物に感謝して大切に食べる」や「ゆっくり美味しく食べる」は、まずできません。そして、こころとカラダのバランスが整うことは過食嘔吐を続けている限り、その「吐いてしまう」この行為から難しくなること。状況は長年になればなるほど、さらに悪化していくこと。この「気づき」をもって欲しいとは思います。

それは、食べ物を呑み込んでから吐きだすという行為は、上から食べた物が下に本来は下がるという自然の原理を逆行させることなので「**常に無理矢理**」になります。続いていけば自分のこころとカラダに辛い「ムチ」を打ち続けることにもなります。そうなれば、言うまでもなく、こころとカラダはボロボロに…。

確かに嘔吐で吐ききれれば、その後は一時の安心感は得られるかもしれませんね。私もそうでしたから…。でも、それは本当に一時で、後には辛さ「百倍返し」以上になっていきます。「やけ」になってしまったままや、開き直ったりしたまま放置していると「一生の傷」になりかねません。厳しいことを今、私はお伝えしていると思います。とてもこころが痛みます。でも自分も経験してきたからこそ、そして、サポート側になった今だからこそ、このことを

「そのうち…何とかなる」

と、やり過ごしていくことの怖さを知っていただけたらと思います。

まずは…

過食傾向の時に「反動」「ストレス」が、さらなる「過食スイッチ」になっていくので開き直りで食べるや、食べないなどのストレスをかけるのではなく**自分の中での安心な量から「食べる許可」**を自分の歩幅からでと思います。

過食嘔吐も、その前進がこの「過食」なので、ここを意識していくことで過食スイッチが押されることが軽減していきます。でも最初は中々、上手くいかないかもしれません。そんな時は、上手くいったらラッキー！　みたいに思っちゃってください。こころの栄養にも繋がっていきますのでね。そして、逆にストレスにならないように、その上手くいかない時（こと）も「許可」してあげるところからと思います。そしてこの「過食嘔吐」の前の「過食」の**量**と**頻度**を、できることから、できそうな時に軽減していくことで、その「できたこと」を自信に繋げていけば、そのことが過食スイッチの元凶の「不安感・恐怖感」を「安心感」へと繋げていくこともできていきます。このことを積み重ねていきながら無理をし過ぎないように素直に、

「自分が自分に、寄り添ってあげる」

その辛い行為や結果で焦るより、素直な無理のない、優しい「許可」の積み重ねが最初の一歩です。そして時には立ち止まっても、戻っても「**あきらめない**」この気持ちを保てていけば、そこから「こころの穏やかさ」が自然に表れやすくなります。そうなれば後は、こちらのものです。

「治そう！」

と自分に強いストレス、プレッシャーをかけるのではなく、意識したら忘れるくらいの余裕（領域）をもって

「私なら大丈夫！」

くらいの気持ちからでと思います。そうすると、**こころとカラダ、そして食べ物が味方**になって、その苦しさ、辛さが振り向いたら減っていき、気がついたら、あれ、

- **治まっている！**
- **できている！**
- **食べ物が美味しい！**
- **楽しい！**

にこころが感じていきます。これが「こころの栄養」にも繋がることなのだと自分の経験からも

「過食嘔吐」の方々を多数サポートしてきても本当に強く感じています。そして…

「嘔吐をするのは嫌だぁな〜。面倒くさいし、しんどいし、辛いし…」

みたいに、いわゆる正常な判断ができるようになっていきます。

体重・容姿の前に、本当に大切な本来の「**あなたが叶えたかったこと**」が見えてきますからね。

そうしたら、私が、これまでお話してきたことに楽しくチャレンジされていってくださいね。この本を読んでくださった

「**あなたなら大丈夫！**」

■チューイング

こちらも今、非常に増えているように感じています。私へのご相談でも、とても多くなってきています。特に若い世代の方々に多く、全てではないのですが、そのご相談内容のほとんどが

「辛いし、やめたいけど呑み込んでから吐くのではないし、そして嘔吐するよりは辛くはないかなと思っていたら、やめられなくなった。」

というものです。確かに一度、呑み込んで「胃」に入ってから吐きだす「過食嘔吐」の行為とは違います。でも、ここでも考えてみてくださいね。

「なぜ、チューイングをするのか」

それは、食べ物をたくさん食べたいからですよね。そして「過食嘔吐」の思考と同様に**吐きだすから「太らない」という思考**に繋がっていきます。では、どうしてやめたいと思うか。それは

「その行為と、こころが辛いから」

だと思います。ここ！　なんです。実はチューイングの場合も行為は「嘔吐」ではなくても、「こころ」が感じることは「過食嘔吐」と同じ状態になります。呑み込んでいないから大丈夫という問題ではありません。それは、先ほどの「食べたい」で食べれば「咀嚼」している段階で、「脳」は「食べた！」と認識します。そうして、脳内ホルモンは、それをカラダに

「今！　栄養が入ります！　代謝の準備をお願いします！」

と胃腸を含む内臓たちに指令をします。これが、第4章で触れた「こころとカラダのメカニズム」の中の

「脳と腸の相関関係」

にあります。脳と腸もまた密接に繋がっています。私たち人間のこころとカラダを機能させるために、この関係性があるのですが…

それなのに！

消化吸収のために準備をしていた胃には食べ物（栄養）が入ってこない！

になります。そうなるとカラダの中の内臓たちは「大パニック」になっていきます。胃では分泌液を促していきますし、他の内臓は、その胃腸から届いたものを栄養にしてカラダに送り込もうとする準備をしています。なのに…その「物」がこない。そうなると、指令した脳に

「**おいおい！　食べ物（栄養）が来ないぞ！**」

になります。そして今度は脳内ホルモンたちのいる「脳内学級」も大パニック。こんな感じにな

っていきます。ですので、もう、ここでも言うまでもなく**脳内では正常な判断ができなくなっていき、その正しい判断ができないまま、こころは不安定な辛い状態に陥ります。**そして「太りたくない」も元々の潜在意識の中にあるので中々、やめられない、抜けだせない、こんな状態に。そして、このチューイングは「嘔吐」よりは容易なくできてしまうことから、続きやすくなります。

まずは…

チューイングは「嘔吐行為」そのものよりは安易にできてしまうかもしれませんが、こころとカラダに負担をかけていく点においては、ほぼ**同じ**になります!

行為自体は嘔吐よりは、一度、胃に届いた食べ物を嘔吐するのではないので、カラダの負担は深刻ではなくても、**嘔吐よりは簡単にできてしまうことから「脳」のダメージは大きくなりやすくなります。**

ここをまず、理解していただいて改善・克服へ向けての一歩は「過食嘔吐」で触れた内容と同じで「嘔吐」の部分が「チューイング」になります。

■過食嘔吐とチューイングはこころとカラダに自発的にムチを打つ行為

優しいあなたは**本当はそんなことはしたくない…**その気持ちを思いだしてあげてくださいね。

そして

「この行為になる前後や、その時は、どんな時が多いのか…」

ここを、ゆっくりと落ち着いている時に自分を大切にする気持ちで振り返ってみてくださいね。そうすると、見えていなかった何かが見えたり、気づきがあったりします。この時に、気をつけていただきたいことがあります。その気づきに対して決して

「自分を責め過ぎない」

こちらも、これまでにもお伝えしてきていますが誰でも摂食障害は「隣り合わせ」なことだからです。**責めるより、気づきを味方として、**それをできるところから無理なく積み重ねていけば良いだけです。私たち人間は

「軌道修正できる力」も備わって生まれてきています！

だから、どうか自分の可能性を信じてあげてくださいね。積み木に例えると途中で崩れてしまったとしても、なぜ崩れてしまったのかを振り返っていけば軌道修正して、また積み上げていくことができていきます。このように、その気づきを得て、積み重ねる時は土台を大切に、そして急いでしまったり焦ったりしてしまうとまた、その後に崩れやすいことなども自分自身でも気がついてきます。まずは、はじめの一歩から優しい気持ちで自分に関わっていくことは結果、ゴールへの近道になっていきます。

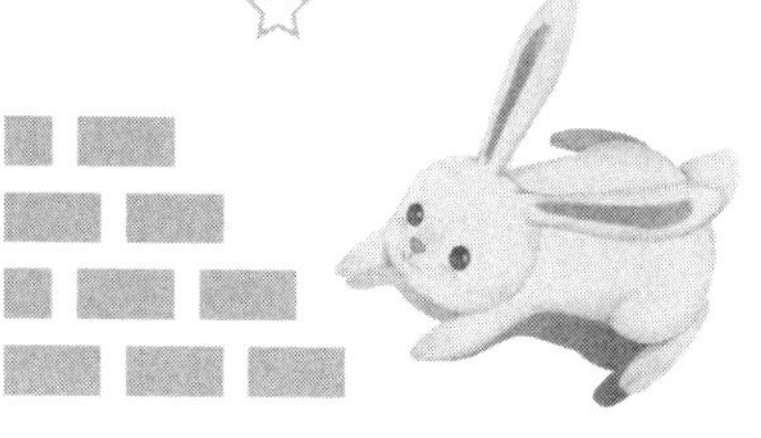

健康志向の強さから食材・調味料・外食などの不安と制限が強い

なぜ、そこに囚われて抜けられなくなったのかを振り返る

この症状がでられる方は「健康」に意識が高い方が多いように思います。では「なぜ？」「どうして？」と思いますよね。それは、この満ちあふれた食材が多い現代社会の「盲点」なのかもしれませんね。

それは「添加物」や「環境問題」そして、何より要因になっているのは、あらゆる「情報」から良い情報もあれば、そうでもないものもある中、それらしい情報を信じきってしまう場合があるからです。

「添加物はカラダに悪いから、摂ったらダメ」

「こうしないと、不健康になる」
「これを食べなければ、安心」

などなど。

素直にそれらを受け止めて、そして真面目に取り組まれ過ぎてしまう。決して、このように従順にされることは、悪いことではありませんし、とても誠実な行動だとは思います。

ただ、私たちは「感情をもった人間」そして世の中が全て、そうような方向性なら良いのですが、そうではない時に、これらを守り続けることは、無理なくできる方もいるかもしれませんが、ほとんどの方がメンタル面も、かなり強くないと（スポーツ選手などで、鍛えている方など）ストレスを過剰に感じやすく、そのまま交わせないまま積み重なりやすくなります。（※鍛えているスポーツ選手でも、拒食傾向のような症状がでてしまう場合もあります。）

「みなさんの感情も、それぞれオンリーワン」

あまりにも、自分に制限や我慢をさせる食生活は拒食傾向のケースの「カロリーを摂らない」と同じ思考になります。体調も拒食傾向の方と同じようになりやすくなります。**何かしらの「やるか、やらないか」を貫くと、いわゆる柔軟的な考え方ができなくなっていき、それが遂行できないと今度は、それらをできない自分を責めて、さらなるストレス・不安・怖れに繋がったり、本来は食べても大丈夫な食材でも拒否反応が強くなりやすくなります。**

そして、そのまま日々が経ったある時、こころとカラダに何かしらの異変がでてしまい、その時に、やり過ぎてきてしまったことに気がついたとしても、今度は改善していこうと思っても、その思いとは裏腹に気持ちが中々ついていかず家族や周りの方々と同じ食事ができないまま、辛い状態になっていきます。

食を楽しむことは

「こころの栄養」

でもあります。楽しい気持ち、食べたい気持ちに**制限をかけ過ぎることは**「こころの栄養不足」にも繋がり、心身が辛くなることもあります。今、このことで悩まれている方がいらしたら、ここでも今一度、ご自身がなぜ、このような状況に陥り、それを遂行してきたのか、**そして今…**

「**自分は本当は、どんな風になりたかったのか…**」

ここに気づきをもって少しずつ、できなくなってしまったことを安心感に繋げていけるように、そして本当に

「**これらを避けてきたことは、自分にとって良かったことなのか…**」

お辛いかもしれませんが考えていただいて、こころもカラダも苦しくならない食生活を送れるように、そして、それらが叶うように**自分の気持ちに無理のない、合っている方法を穏やかな気持ちで探っていくことから、はじめていかれたらと思います。**そして、今までの不安でたまらな

かった気持ちを安心感で埋めていけたら良いですね。

頑張ってきた中で、叶えたいことが叶ってきているかを見つめてみる

何かの健康法で「無塩食」「無添加・無農薬を徹底する」「糖質を含む食材を摂らないようにする」などを**健康のために！**という強い気持ちから実践される方も多いと思います。ここでも誤解をしないでいただきたいのですが私は決して、これらの健康法などを安易に否定はしていません。それは意図として、考えられた健康法でもある場合もあるからです。ただ、ここでどうか、そういう行動をされる前に「ヒアリング」というか、本当に自分にとって

「合っていること」
「できること」
「無理なく続けられること」
「自分の生活環境や体質でも可能なこと」

これらのことも、丁寧に確認されてから理解や納得されてからでないと**返って逆効果になることもあります**。そして、頑張られている内容で

体調が良くなってきているどころか（一時は良くなっても）その後は、食べることへの不安が増してきて

①拒食になる。食べたくても食べられなくなる
②反動で過食になる。そして、食べてしまったことを後悔する
③①②から、それを全うできないのは、自分が悪いからと自分を責めてしまう
④気がついたら、極端な偏食になっている

に繋がってしまっていないかを今一度、立ち止まって振り返っていくことも、とても重要で大切です。なぜならば、ここまでにお話してきた方法（健康法）をされ続けてしまって結果、状態が健康どころか悪化してしまった方々からのご相談も私のところだけでも後が絶えないからです。こ

の事実もまた、どうか知っていただけたらと思います。

例えば「塩分を摂ることは良くない、悪い」と極端に無塩に拘ってしまい、味を付けた料理が、ほとんど食べられなくなって「拒食」に繋がり「普通の食事が食べられない」「家族と同じものが食べられない」と、こころはとても苦しい状態の方のご相談もありました。私が、その時にさせていただいたことは

「その不安な部分に寄り添い、少しずつでも食べられるものから。そして不安が増さないように自分が許せる範囲から、できることや、そして少しずつでも味が付けていけるように」

このように、お声かけして「食べても大丈夫？」と「食べる怖さ・不安」で、わかっていても食べられない状態の、その「苦しいこころ」を安心感で上書きできるように、そして、それらを積み重ねることで、

「食べても大丈夫！」

そして

「食べられなくて怖かったものが食べられるようになって、体調や気分も良くなっていく」

これらが安心して、できていくようにと。

本来の自分の思考で理解できていくことを実感や体感をしていただきながら、決して正論で正そうとせずに、そして、こころに無理をし過ぎないような歩幅でコーチングをしていきました。その後、徐々に食べられるものや、レパートリーが増えられて笑顔が戻られていきました。ここで大切なのは、他の制限によることでも同じことなのですが、こころとカラダの辛さ苦しさに繋がってしまった場合は

「結果を急がない」

それぞれの改善・克服までの期間や方法は私のコーチングでも目安は持ちますが、そのペースは十人十色のように、十人いたら、それぞれに違います。それぞれの方々の歩幅がありますので結果を急がない方が、この場合も結果として遠回りのようで近道になりますし、ご本人たちの負担も最小限にできていきます。ひとりでは困難な時は信頼のできる方に寄り添ってもらうことも、このペースを守れるためには必要なので「甘えられない」「迷惑をかけられない」など、ひとりで背負わないようにされて欲しいと思います。ちょっとしたきっかけや考え方を変えるだけでも、こころが軽くなって改善されていくこともあります。

こころとカラダに不要なものは正常な代謝で排出される体質にすればいい

「食べたらカラダに悪い」「食べたらカラダに良いことがない」と思う添加物などの成分は確かにありますよね。でも、それらを１００％取り除いた食生活が「あなたにとって可能で、できるこ

となのか」そして、それらが「無理なく負担なくできることなのか」を考えてみることは

ものすごく大事です！

現実的に考えた時、今の現代社会で「カラダに悪い」と言われているものでも、それらを完全に取り除くことは、かなり難しいことではないかと私は感じます。だからと言って、カラダに悪いとわかっているものを食べ過ぎることも、もちろんよろしいことではありませんが、ここでも「摂り過ぎないように」の「過ぎ」を自分のこころとカラダと相談をしていきながらと思いますし日頃から多少、有害なものが体内にライフスタイルの中で食事で入ることが避けられないことがあっても、体質的に代謝のリズムがスムーズな方（栄養がバランス良く適量を摂取できていて体質が整っている方）は、その量によって違いはあるかもしれませんし、また全てではないかもしれませんが、

「不要なものは体外に排出される」

このような体質を持ち合わせています。そのためにはまず**「栄養の偏り過ぎや、食べ過ぎ、食べなさ過ぎの「過ぎ」が多くなっていないか」**ここを振り返ることが大事ですし、そしてできるところから整えていくことがポイントになります。ここで補足ですが、心身に有害なものを食べないで済むのでしたら食べない方がもちろん良いですし、それがこころとカラダの負担になっていなければ続けて欲しいことではあります。ご自身のライフスタイルと合わせていただけたらと思います。

ダイエット依存や健康情報に振り回される

目先の「こうでなければ」「こうしなきゃ」に頑なになってしまい繰り返してしまう

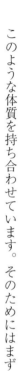

みなさんは毎日と言っていいほど、今はメディアのいろんな情報が目や耳から入ったりするのではないかと思います。大げさにいえば「見るつもりがなくても、見てしまう」のではないでしょうか。そうすると、そのことに刺激されてしまい「自分もやったら、こうなるかな?」こんな風に、何気に思ったことがきっかけだったすることも意外と多いようです。または、どこか空虚感があったこころの隙間を埋めてくれるような気持ちになったりもしますよね。でも、いざはじめてみると「思うようにいかない」そして今度はそれをまた、何とかしようと別の方法や、いろんなことをさらに繰り返してしまい、ふと気がつけば結果、辛いまま状況もほとんど変わっていない、もしくは悪化してしまっている。このような状態になりやすくなります。

私たちが何かを達成したい時や叶えたい時に、やはり一番大切なことは今の自分の

「こころとカラダ」「カラダとこころ」

に向き合うこと。そこから自分のその「願望」を叶えたいと思った時、その前に

「その願望に叶い得る「誠実な」方法で、その方法が今、自分には本当に必要なことなのか」目先のことや、安易なこと、または一時の魅力的なことだけに囚われていないか。一度、立ち止まって冷静に考えてみてくださいね。または、すぐに決めないで少し時間を置くことも良いと思います。

そのことが「こころとカラダ」「カラダとこころ」を大切にできることなのか、本当にそれらがあなたの叶えたいことが叶うことなのか、そして「叶えたいことに繋がることなのか」を落ち着いて見つめてみることで本当の答えや、その本来の道筋が見えてきます。何かを決断する時は「**俯瞰力**（**ふかんりょく・ものごとを広い視野で見る力**）」が大切になります。ふと立ち返れば、そして意識をされたら、この「俯瞰力」は誰でも身についていきます。

本当のダイエットや健康法とは極端な「決まり」や「制限」がなくても、本来はできるもの

体重や健康志向に囚われている時は、決まりや制限にも拘っていることが多いと思います。そして、そのことからも、こころが窮屈になるので「ストレス」も増していきます。そうなると**その「こころ」は「楽しくない」ですよね。**

どうでしょうか？　楽しくないことって続きますか？　挫折しやすいですよね。そして、こころが苦しいままなら尚更に切ないものです。でも挫折しても、また、なぜか繰り返してしまうという悪循環になりがち。

だとしたら**最初から、その極端な「決まり」や「制限」をかけなくても済む方法が良いですよね？**

確かにメディアの情報が多い世の中ですが、中には自分の日常が楽しくなるような趣味などの情報も多いと思います。時には楽しみを取り入れながら日常を送れば、「食」でのハングリー精神だけが強い窮屈な努力ばかりにフォーカスしている自分から、適度に自分のライフスタイルが充実する、程よい食生活も送れやすくなります。そうしたら、こころとカラダは喜ぶので元気になるという良い循環に入っていきます。現実的というか実際の日常でも、あまり細かいことを考えない方がストレスフリーにもなるので、健全な日常生活が送れやすいとは思います。

コツは、これまでもお話していますが**「偏らない」「過ぎない」「楽しむ」「自分と食べ物を大切にする」**です。そんなのわかっているよ！　と声が聞こえてきそうですが（苦笑）、わかっていても結果を急ぐ方法をされている時、実際には、それらができていない自分がいること、そして継続もできていない自分がいるということ、そして何も叶っていない自分がいることにも気がついていくところからと思います。その気づきを、これから糧にしていけば大丈夫です。そして、今まで自分なりに頑張ってきたことと、そのことに気づけた自分を

たくさん、たくさん褒めてあげてください

人はいくつになっても、褒められることは嬉しいものです。それが自分自身からでも

これらも「こころの栄養」にして味方にしていきましょう。これらの積み重ねをしていけば、後は自由な可能性へと広がりやすくなります。それは「食」以外のことは、みなさんは、そんなに拘って生活をされていないかな？　と。好きなことなどは楽しまれて、苦手なことはあまりしないですよね。考えてみれば、拘ってばかりの生活をしていたら疲れるだけですし、良い思考には向いていかないですよね（苦笑）。**「食」も同じだと思います。**もう自分にムチを打ち続けることは、やめてあげてくださいね。

脳に情報を送ることを、休んでみる

みなさんは、疲れた時は休みますよね。お酒を飲む方は「休肝日」で肝臓を休ませるように、

「脳」も休ませてあげることで脳がリフレッシュしてくれます。あまりにも情報量が多いとパニックになりやすくなります。ですので、たくさんの情報に振り回されやすくなります。

混乱した時は一旦、その意識から離れることは大切かもですね

本当に必要なことなら、冷静になった時にも必要と感じると思いますし、しばらく経ってからの方が整理もできやすくなってきたりします。ことわざにもある「**急がば回れ**」です。

・**就寝などで、寝床に入ったらスマホは見ない（見ない日を作るところからでも）**
・**食事をしている時は、目の前の食事や会話を楽しむ**
・**プライベートでも「メディア情報」のお休み時間を設ける（1時間くらいからでも）**

そうすると、それ以外の時間に自分にとって必要な「気づき」と巡り合ったりもしますし、何かに囚われることよりも、心穏やかになりやすいので「**一石二鳥**」です。

これらの当たり前に思うことを、今一度やり過ごさないで丁寧に向き合うことは、今のこの殺伐とした忙しい時代には本当に必要なことなのだと私も、サポート側になった今も痛感しています。

うつ傾向・発達障害・気分のムラ・体調不調全般

全ての脳の思考はこころとカラダの栄養が関係する

私は「栄養」は全てに通ずると思っています。ですので、どんな症状でも**良いも悪いも**影響をもたらすことがあります。私たちの「感情」は脳が司っているお話はこれまでもしてきていますが、その「感情」を落ち着かせることで、今の辛いと感じている症状も落ち着いてきます。

・気分の落ち込みが続く、繰り返す
・やる気や体調のアップダウンが日立つ
・落ち着かない
・イライラすることが多く自制できない
・物事に集中し過ぎる、または集中力が続かない

などなども「脳内ホルモン」のアンバランスから起こることも多いので、今の日頃の食事の中で

「偏りがないか」
「ストレスがないか」
「適当になっていないか」
「食べることを、後回しにしてしまっていないか」

を振り返ってみてくださいね。人は本来**食べることに喜びを感じます。**

その喜びは「感情」を豊かにしてくれます。こころとカラダが密接に繋がっているからこそではあります。ですから、食生活の内容とその環境を見直すだけでも、状況が変わってくることもあります。そして、豊かになった「感情」は食べた**食べ物の栄養と共に脳内ホルモンの栄養になっていきます。**そして自分が楽しくなるような、落ち着くような食生活になっていくように繰り返しになりますが、できところからと思います。

栄養はあなたのお友達です！

食べることでも、幸せホルモンは増やせて気分も落ち着いていく

喜びを感じると、私たちの脳内は主に「幸せホルモンのセロトニン」が増えていきます。ですので、この「食べる」

このことも喜びを感じるように**大切にしているか、していないか**でその予後はかわってきます。

・あなたの幸せに感じる食べ物は何ですか？

・どんな風に食べたら、こころは穏やかですか？

その答えに近いことを整えていかれてみてくださいね。そして、あなたの身近な大切な人がもし、これらの辛さ苦しさを今、抱えていたとしたら、ここに寄り添ってあげられると良いですね。ぜひ、力になってあげてくださいね。あなた自身のこころも穏やかになっていきます。人を思いやる、大切にすることも、こころを満たしていってくれますのでね。

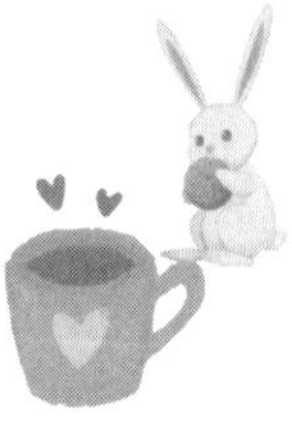

脳と腸を循環させることで倦怠感を呼ばない

「腸は第二の脳」中には第一の脳に匹敵する存在であることを、これまでもお伝えしてきていますが「腸」は食べた物を各内臓に送り、消化、吸収、代謝を通してカラダの栄養にしていきます。

そしてこころ（脳）にも、その栄養が繋がるので脳内ホルモンが作られるもとの「脳細胞の栄養」になっていきます。ですので、この脳と腸を循環させることで倦怠感（体調不調みたいなだるさなど）も軽減していきます。そうなれば、「こころ」の穏やかさも保てていくので精神的な症状も落ち着いてきます。

「食べることは「生きやすさ」にも繋がる」

決して、この「食べること」は体調を整えるや健康、そしてダイエットだけに関わることでは

なく

「生きやすさなどの「生きる」すべてに通ずる」

「生きやすさ」に繋げていくためには「こころとカラダのメカニズム」をそれぞれの栄養が味方になっていくことで、それが叶っていきます。どうか今、生きづらさを抱えておられる方は、こころとカラダを栄養で整えていくことでも改善していきますので、あきらめないで欲しいとこころから願っています。

※第5章のまとめ

「幸せ体質」に繋がる食生活のために押さえておきたいポイント

第5章では、それぞれの「食」「こころ」「カラダ」から辛さに繋がってしまったケースをもとにお話してまいりました。いかがでしたでしょうか？　「栄養」はこんなにも、いろいろな症状に繋がっていきます。でも、決して難しいことではなく極端な内容、量、環境などにならなければ、そして自分自身を責め過ぎずに大切にされていかれたら自然に「こころとカラダ」の栄養が整い、脳内、体内の機能も穏やかに循環して代謝もスムーズにリズム良く、そして健康的な幸せな体質になっていきます。頑なに守ろうとしなくても、もちろん大丈夫なのですが、基本的な食べ物の「栄養の枠組み（グループ）」はありますので、**第4章の図表等をご参考に楽しみながら食生活を過ごされてくださいね。**そして、食べ物だけで整えようとせず、こころの部分にも自分で振り返りながら自分を愛（め）でるように、寄り添ってあげてくださいね。

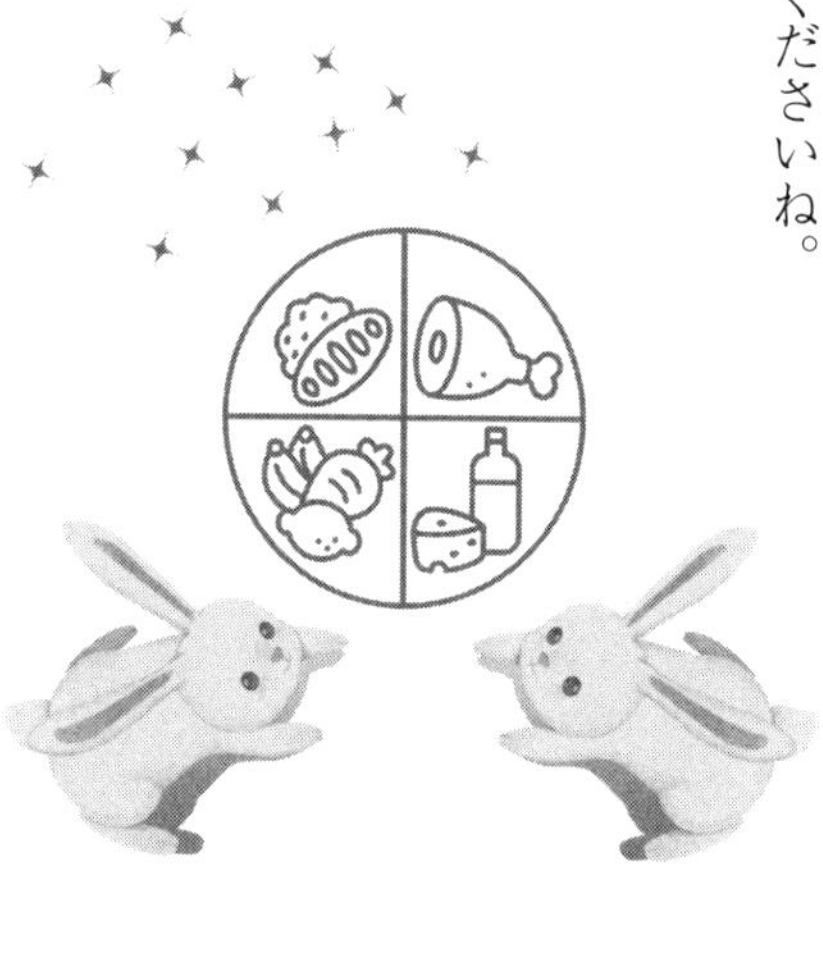

第6章

生きづらさから抜けだすために一番大切なこと

誰かを見てばかりいたら切りがないことを受け入れる

本当の「こうなりたい」は辛さからではなく、豊かさから作られていく

自分が「こうなりたい」と思っていることは、私はハングリー精神や根性論などだけではなく、ワクワク感や夢を想像していくような感じもあった方が、自分の経験からも叶えやすくなるように思います。例えば、こころが窮屈だと思考も頑なにやすく、それが行動の固さにも繋がってしまいますよね。その逆の「豊かさ」は、それが「夢物語」みたいな現実的でないことだとしても、考えているだけでワクワクして、そしてそのことで幸福感が感じられていけば、それはあなた自身のこころも豊かになっていきますよね。自分自身が主人公の物語を想像していくことで、**誰かが軸になっている自分の価値観が作られなくなっていきます**。そうすると「他人軸」でなく、あなたの「**自分軸**」となって、あなた自身の中から本来の方向性がみいだせていけます。あなたの穏やかさは、自分の豊かさの中から作りだされていくものなので、自分をどうか「追い込み過ぎ

る」などの辛さには、もっていかないように意識していくことも大切になります。

他人軸に陥らないで。ジャッチをつけずに自分軸を整える

ストレートにいきますが

「あなたは、誰かのために生きているのですか？」

誰かに好かれたい、この気持ちは誰でもありますし私自身も正直に言えば、今も昔もあります。ですので、そこは誰でもあることだと思いますので自分を責めないで欲しいとは思うのですが、でも、その思いもまた行き過ぎると自分自身の行動が自分を大切にすることではなく、他者の目を気にした他人軸に自分の思考が囚われていきます。いつも、自分で自分と誰かをジャッチなどをして、自分で自分を格付けしてしまうようなものです。

あなたに「格付け」は不要です。格付けは、視野を狭くするように私は思います。「こうでなければならない」「こうだから、すごい」だから「私なんか…」こういった気持ちに支配されやすくなるだけです。この世の中は本来、自由で無限大の可能性があるのですから、自分の本当の豊かさや個性を大切にしてあげられていたら「**私は私**」「**これでいい**」って、そしてそのことが素直に思えたら、あなたらしく幸せ体質になれていきます。**幸せ体質は「自分らしく」これが無理なく自然体にだせることなのだと思います。**そうすると体調も良くなり、こころの感情の許容範囲も広がっていきます。

自分の存在こそが、かけがえのないオンリーワン

自分を責めたくなったら、そんな自分を包み込むように許してあげる

今までひとりで頑張ってきて、気づけば頑張り過ぎてきた方も多いと思います。それは、決し

て悪いことではないですし、無駄にもなっていません。ただ、今自分が辛いのであれば、そしてその原因が自分と感じているのであれば、それこそがあなたを苦しませている要因でもあるので、そこで自分が自分を責めては、自分の逃げ場がなくなり、そして「自分ぼっち」を、自分自身が作り上げていってしまいます。まずは、そんな自分を

「自分で自分を労わって、癒してあげて欲しい」

自分にとって、大切に思う人に温かく抱きしめられると、ものすごく心地よく幸せですよね。それと同じです。**あなたの側に、いつもいてくれる存在は「あなた自身」です。**あなたこそが、あなたの「源」なのだと私は思います。以前の私も、自分の自信のなさから自分を大切にすることができませんでした。自分にいつもダメだしをしているので、自分を労わる？　癒す？「はい？」って感じでした（苦笑）。でも、今は自分自身を自分が一番に信じてあげられています。だって、一番、側にいる私自身が自分を信じてあげられなかったら、考えるだけでも自分が可哀想に思えるからです。**私たちの「こころ」とは難しく操るものではなく、本来は「単純明快」なのだと私**

は思います。考え過ぎてしまったり、頑張り過ぎてしまうことが、物事を難しくしてしまい自分の思考も麻痺させてしまうのかもしれませんね。

物を上から落としたら、その重さに対して素直に下に落ちていく。この自然現象のように思考（志向も）の現象もまた、自分に無理なくされていかれれば、そして我慢をし過ぎなければ、逆行はしていかないと思いますし、その流れに歯向かってしまえばどこかで、ひずみがでてしまうのも単純に考えると当たり前のことかもしれませんね。ですので、自分の気持ちとは裏腹に逆行のようになってしまって自分自身が辛く苦しくなってしまっていたら、まずは自分自身が自分に、無理や我慢ではなく、優しい気持ちから温かく抱きしめてあげて安心させてくださいね。**物事の歯車を狂わせやすいのは「不安感やストレスが増し過ぎてしまった時」**ですので、こころとカラダをまずは、安心感へと繋げて落ち着かせてあげていきましょう。

本当になりたい自分を描き、そしてそれをいつも感じる

よく「子供は素直」と言いますが童心の時って、どんなことにも興味を持てたり夢を持ったりしてワクワクしていましたよね。でも成長につれて、目の前の現実などで日々の日常生活に追われてしまい、気がついたら

自分が本当は…

何を思い、何になりたかったなどの思いが置き去りになっていく

でも、このことに気づけた時に、その「率直さ」から自分の本心で自分を思い描いていけたら、そしてそれらを感じれていけたら、こころがとても満たされていくように思います。それも「こころの栄養」そして、それらをいつも感じることでストレスを跳ね返せる体力もついてきて、前向きな気持ちにもなっていきます。

目の前にどうしても避けられない人生のハードルが表れたとしても、乗り越えられる知恵もつきやすい思考になっていきます。夢を描くのは、それが現実的でも非現実的なことでも誰でも持

てることです。その思いから、ポジティブな気持ちも保ちやすくなっていくので「こころとカラダ」に何かしらの隙間が、もしできてしまったとしても、その隙間に落ちにくくなっていきます。

もう、自分を追い込み過ぎることをやめていきましょう
もう、頑張り過ぎることをやめていきましょう
もう、自分を責め過ぎることをやめていきましょう

そして

もう、必要以上に何かと闘おうとすることをやめましょう

すぐに「やめよう」とせずに、まずは台風が過ぎるのを待つように、そして自分に寄り添うように

「うんうん。私は今も今までも頑張ってきたし頑張っている。今は、そんな自分を抱きしめて休ませてあげよう」

こんな風に優しい労わる気持ちから自分に寄り添ってあげていくと、ちゃんと、あなたの「こころとカラダ」は、あなたに本来の進むべき道を教えていってくれます。人間って感情や思考を兼ね備えたすごい生き物なので、いくらでも軌道修正できていきます。

そして、人は不安な時やストレス、緊張が過ぎるとカラダはＳＯＳとして、「呼吸」を早くさせたりして私たちのこころとカラダに何かしらの異変を起こして、気づかせようとしてくれます。ですので、まずはそんなサインに気づいてあげて

大きく鼻から息を吸って、口から小さくゆっくりと息を吐く

これを数回やってみてくださいね。緊張していた「こころとカラダ」が和らいでいきます。こ

んなことで？　と思われるかもしれませんが私たちって食べて生きていますが、その前に

「呼吸をして生きています」

ですので、このことを軽視せずに癖や安心材料にされると心強い味方になっていってくれます。

不安感を安心感に！

そのために必要なこと、できること、続けられること、そして好きなことを取り入れていきながら、あきらめなければ本当の豊かさにも繋がって、あなたは

本当の自分が「好きっ！」になって輝いていける！

あとがき

本当の笑顔は100万ドルの夜景にも負けないパワーがある

・自分を本当の笑顔にできる喜びをあなたへ

ここまで、この本を読んでいただいて本当にありがとうございました。私は幼少の頃は笑顔が絶えない子供だったように思います。でも成長につれて、その笑顔が「自分軸」からではなく「他人軸」で成り立っていき、自分の本当の気持ちを抑え過ぎてきてしまったようにも思います。でもそんな私にも、出会いや気づきはたくさんありました。でも自分のこころの器の許容範囲がそんな「他人軸」から小さくなってしまって、そのことに気づくのに時間がかかってしまったのだと思います。それは、

「自分を本当の意味で大切にしてこなかったから」

自分を甘やかすのと、大切にすることは違うことだと思いますが私はこの「甘え」を「いけないこと」と自分で「自分認定」して我慢し過ぎてきてしまって自分を大切にできなかったように思います。

これでは人間は生身の人間ですもの。どこかで壊れてしまうのは、いわば必然的だったのかもしれませんね。それが私の場合はダイエット依存や摂食障害、そしてそこからの「生きづらさ」に繋がってしまい、そこにフタをしながら長年過ごしてきました。でもそのフタをちょっとずつ外していきながら、そして、ふとしたタイミングやターニングポイントなどで解放してあげられていった時、その先の解放感はこの上ない「心地よさ」であったことに気がつくことができました。そして、こころからの笑顔がだせるようになっていったのだと思います。その喜びをあなたにも届けたいと強く思い、この本を書き留めてまいりました。

・私「なんか」から私「らしく」をあきらめない

私も**幼少から成長につれて「私なんか、どうせ」が口癖でした**（苦笑）。もう自分に自信もなく、そして周りが羨ましくて、羨ましくて…妬んでしまっていました。でも今、この本を書いてきて思うのは「そう思い続けてきたから、それが続いていたんだよね」って。

自分自身もまた改めて振り返られたように思います。だってこの「私なんか」ってあきらめモードの言葉ですものね。「あきらめたら、そこで試合終了だよ」という某アニメにでてくる先生のセリフにもありましたが、そのあきらめの言葉を思ったり口にだしたら、こころとカラダはその言葉を本人が望んでいることと勘違いをしてしまいがちになるから。

でも本当は「本心」ではないんですよね。本当は誰しも自分「らしく」ありたいんです。だからこそ自分の歩幅でもいいんです。**この「らしく」をあきらめない自分でありたいと、私もこれからもと思っています。**

・これからは個性が輝く時代

今、世の中を見ても本当に個性が輝いていく時代に入ったように感じます。ひとりの意見からの「町おこし」だったり、インスタ映えなんかもそうですよね。（賛否両論はあるかもですが、これも個性ですよね）このように個々の自分のしたいことでの行動から繋がっていく時代の流れも素敵ですよね。世の中には理不尽なことも多いけれど自分だからこそ、その可能性も無限大なのだと思います。

可能性は決して狭くなく広い！　私もまさか、今ここで本を執筆している未来があるなんて過去には想像も、そして考えたことがなかったのですが、ただなんとなく人生の中で**「やりたいことをしていきたい」をこころのどこかであきらめていなかったのだと思います**。みなさんの「こころ」の中にも、そんな自分がいるのなら早めに気づいてあげられたら、もともとの「自分」と気づけた後の「自分」が共振共鳴をおこして「町おこし」ならぬ「自分おこし」ができていくのかもしれませんね。

人生に無駄な経験は何一つない

・本当の「自分らしく」でいられることが「幸せ体質」

「自分らしく」と考えた時、まだ「?」のマークがよぎる方もいるかもしれませんが私は「偽らない自分」でいられることなのかなとも思います。これまでもお話してまいりましたが、自分に無理や偽りが「過ぎ」ると、本当にその予後は、良いことなどには繋がらないと自分自身の体験を通しても痛感しています。「偽り」はさらなる「偽り」を呼んでしまうので「幸せ体質」からは、かけ離れていってしまいますよね。

そして、この「らしく」にも正解なんてないんですよ。みなさんが、ありのままの自分を好きでいられたら、それがもう「自分らしく」で、そして幸せ体質な自分なのだと思います。

魅力を引きだせるのは痩せることだけではない

私たちにとって切っても切り離せない「食べ物」と「感情」を大切にすることは、自分を大切にすることでもあります。そうしていけば、こころもカラダも満たされていくので「こうならなければ」「こうしなければ」のような窮屈な体質からは卒業ができていきます。

・自分が唯一無二の存在と許可してあげることで、そうなっていく道に繋がっていく

私の思いを書き続けてまいりましたが「日頃、一生懸命に生きて頑張られている方々が食べ物や体重に囚われ過ぎてしまったり、体調不調や生きづらさに繋がってしまう道に入らないように。」そんな気持ちで今もいます。人それぞれの思いは、その強弱があったとしても、それが辛さに繋がってしまうのだとしたら、それは「自分の存在を否定」してしまいがちになっているからではないでしょうか?

私たちは、この世に必要な人だからこそ生まれてきた「唯一無二の存在」。この世は修行の場とも言われていますが、日常の中で成長していく点では本当にそうなのかもしれませんね。私も、ここまで偉そうなことを（苦笑）書いてきましたが、本当に人生を何度もやめたくなりました。「なんで私ばっかりこんな目にあう」と自分で自分を呪い続けてきた時期もありました。でもそれでは、何も変えていくことができないことにも気づけましたし、どうせ一度しかない人生なら、先に結果だけを求めるよりも、その経過の中で「ハッピーマインド」の自分でいたい！　叶えたいことをあきらめなければ自分が本当に求めていた結果は自然についてくる！　と。そして、そのことをこれからも、みなさんに伝えていけたらと思っています。私も自分とみなさんを信じて、これからもまた歩んでいきたくなりました。

私は唯一無二の存在、みなさんも唯一無二の存在

自分を信じ労わり愛してあげて、そしてその自分を創る「食べ物」に感謝して、その「食べ物」が日常の中で**自分を苦しめる敵ではなく、自分に寄り添ってくれる味方なっていくように**

「自分を自分でも、優しく手がけていって欲しい」

これが私の一番、伝えたかったことです。

みなさんの笑顔がこれからも、これでもかくらいに！　輝いていかれますように

最後に、私の最愛の家族にありがとうと伝えていきたいです。私と家族になってくれた主人、私をお母さんにしてくれた息子と娘に。私は幸せ者だと。

そして私を見守っていただき励まし支えてくださった方々、こちらの本を読んでくださったみなさんに心から深く感謝を申し上げます。本当にありがとうございました。この本が、みなさんのお辛いお気持ちの時などにも、お守りのようになっていただけましたら幸いです。

また、お会いできることを楽しみにしています。

平野ふみ

平野ふみ

カウンセリング栄養コーチ

管理栄養士

1969年千葉県生まれ・2児の母・栄養士歴30年以上。

こころとカラダは口から食べる栄養と、感情でできている。

食とこころから「幸せ体質」へと導けるこころとカラダの栄養ダイエット「栄養コーチング」と「栄養サポーター養成講座」を主催するカウンセリング栄養コーチ。

自身もダイエット依存・摂食障害の経験と改善・克服者。

【保有資格】

・管理栄養士

・ソフィアウッズ・インスティテュート
　統合食養（ホルステック）認定ヘルスコーチ

●安心して食べるほど幸せ体質の私に変わる方法

3ステップ無料動画プログラム

https://fumi-cocokara.com/free-movie-blog

●こころとカラダにやさしい栄養を必要な方に伝えていける人になれる

3ステップ無料動画プログラム

https://fumi-cocokara.com/threestep-program-list2

自分のことを好きになるダイエット

2023年11月9日　第1刷発行

著　者——平野ふみ
発　行——日本橋出版
〒103-0023　東京都中央区日本橋本町2-3-15
https://nihonbashi-pub.co.jp/
電話／03-6273-2638
発　売——星雲社（共同出版社・流通責任出版社）
〒112-0005　東京都文京区水道1-3-30
電話／03-3868-3275
印　刷——モリモト印刷

ISBN 978-4-434-32639-4